Diglee

et

Sioux Berger

présentent

mon cahier WeightWatchers®

pour en finir avec les fringales

MARABOUT

sommaire

Introduction 5

Quiz : *SAVEZ-VOUS RECONNAÎTRE LA FAIM ? (MÉFIEZ-VOUS DES CONTREFAÇONS !)* 6

1. *J'ai décidé de manger moins et j'ai les crocs ! Est-ce la bonne méthode ?* 10

2. *Je suis fatiguée : est-ce à cause de ma nouvelle façon de manger ?* 14

3. *J'ai atteint mon objectif... et j'ai « faim » de tout !* 18

4. *Les aliments qui calent bien !* 22

Test : *QUELLE AFFAMÉE ÊTES-VOUS ?* 28

5. *Je rentre du sport, j'ai faim !* 32

6. *Le coup de barre de 11 heures* 36

7. *La fringale de 18 heures* 40

8. *J'ai toujours faim quand arrive le dessert...* 44

9. *J'ai faim quand j'ai sauté un repas* 48

10. *J'ai faim quand j'ai mangé sur le pouce (pizza, sandwich...)* 52

11. *J'ai faim quand j'ai le goûter des enfants sous le nez* 56

12. *J'ai faim quand j'ai trop bu la veille* 60

13. *J'ai faim quand c'est l'apéro et que le dîner tarde à venir* 64

14. *J'ai faim quand je ne suis pas satisfaite de ce que j'ai mangé* 68

15. *J'ai faim quand j'ouvre la porte du frigo…* 72

16. *J'ai faim à la vue d'un Mon Chéri® qui me fait saliver* 76

17. *J'ai faim quand le fromage me tend les bras* 80

18. *J'ai faim quand je cuisine* 84

19. *J'ai faim quand je travaille de nuit* 88

20. *J'ai faim quand il fait froid* 92

21. *J'ai envie de manger quand je suis stressée* 96

22. *J'ai faim quand je suis contrariée* 100

23. *J'ai (encore) faim quand ce que je mange ne me satisfait pas* 104

24. *J'ai faim tant que je n'ai pas le ventre bien plein* 108

25. *J'ai faim quand je mange trop vite* 110

26. *J'ai faim de… frites !* 114

27. *J'ai faim quand je m'ennuie* 118

28. *J'ai faim quand j'ai mangé n'importe quoi* 122

Index 126

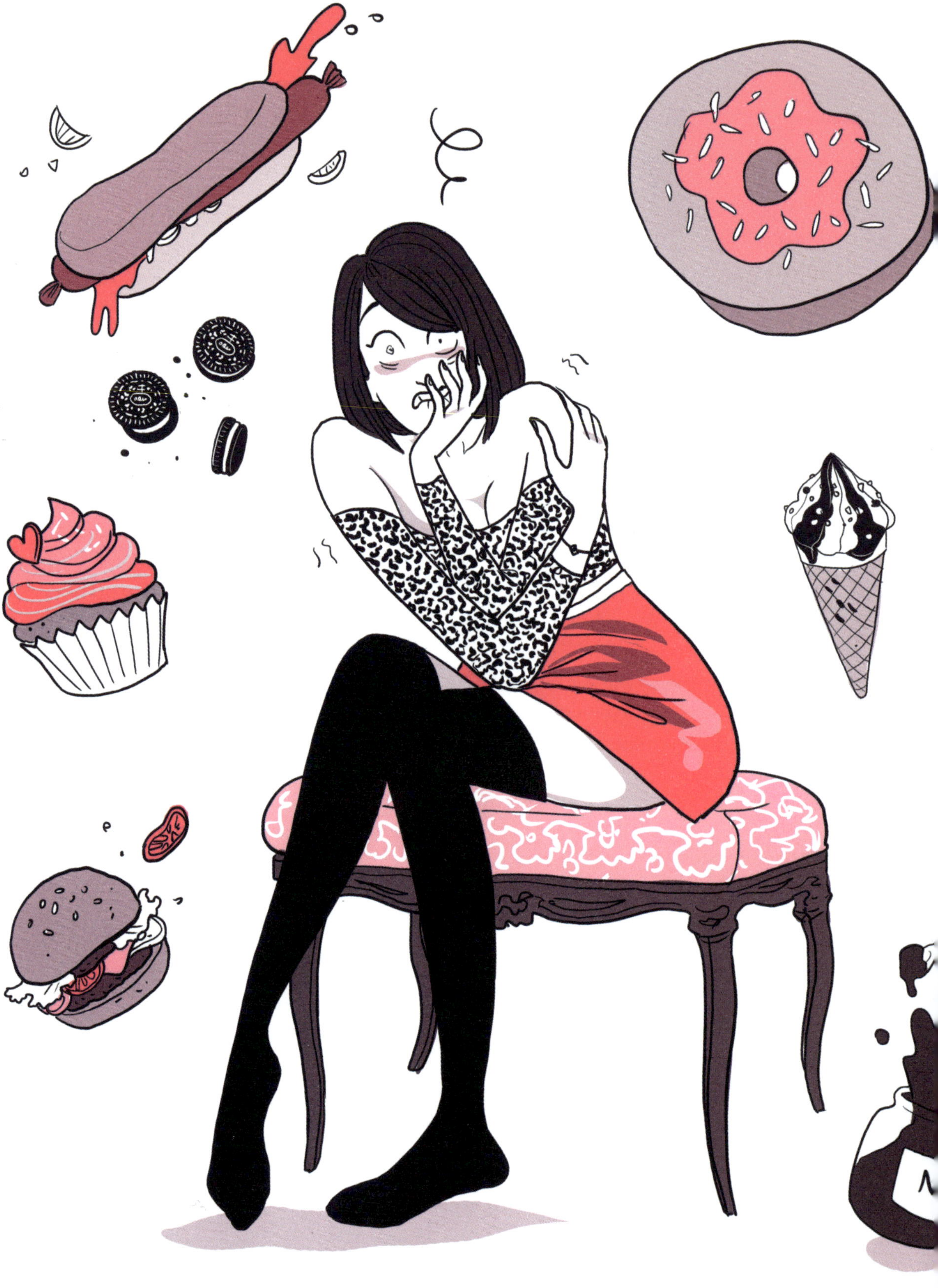

Introduction

La faim vous tenaille de l'intérieur, elle vous fait chavirer l'estomac, tourner la tête, saliver pour un effluve de chocolat… Vous ne savez plus trop si vous avez faim ou si vous avez juste envie de mordre dans une tablette, mais ce qui est sûr, c'est que ça vous trotte dans la tête. Seulement, en ce moment, vous essayez de perdre du poids. Et vous êtes entrée dans la librairie afin d'éviter l'attaque fatale de la boulangerie toute proche.

Seulement, la seule vue des livres de cuisine empilés en tête de gondole vous fait saliver. Vous avez donc saisi le seul ouvrage qui vous comprenne, car il parle de la faim. Mais attention, vous n'êtes pas d'humeur badine : on ne rigole pas avec ce sujet ! Et si les auteurs envisagent de vous promettre d'apaiser la famine qui vous guette avec « un grand verre d'eau », si, dans le chapitre qui suit, on vous engage simplement à faire de grands sourires autour de vous pour oublier votre faim (mais si, voyons, la vie est belle !), vous allez, c'est certain, mordre le libraire ou insulter la conseillère du rayon. Parce que la dernière fois que vous avez eu l'appétit coupé en « buvant un grand verre d'eau », c'était en 1986, lorsque vous aviez bu la tasse à la piscine municipale à cause des garçons de 4e C qui faisaient les fous dans l'eau. Depuis, vous avez retenté le coup, mais rien à faire : ce grand verre d'eau vous donne envie de pleurer, surtout lorsque votre repas était composé de salade verte « avec la sauce à part ».

Rassurez-vous, il existe de très nombreuses façons de ne pas avoir faim pendant que l'on mincit : il est avant tout important de bien gérer l'organisation de ses journées, autour de repas équilibrés. Et en cas de crise, ce petit ouvrage recèle mille et une façons de se régaler !

Quiz : *savez-vous reconnaître la faim ? (Méfiez-vous des contrefaçons !)*

Il y a la faim du prisonnier, qui, au fond de sa cellule, grignote un quignon de pain rassis. Et puis, il y a la faim qui nous surprend lorsque belle-maman dépose dans notre assiette une belle part de moelleux au chocolat, alors qu'on n'a pas encore fini de digérer son coq au vin. Savez-vous faire la différence entre les deux ?

1. Lorsque j'ai faim, mon ventre se met à faire des gargouillis.

❑ vrai ❑ faux

Réponse

Vrai. Lorsque votre estomac est vide, il est tout à fait normal d'entendre de petits gargouillis. Il est alors important de ne pas les négliger et de ne pas trop patienter pour se nourrir. N'attendez pas d'avoir une faim de loup, vous risqueriez alors de vous jeter sur les placards et le premier paquet de chips venu.

2. Si je me nourris normalement, je ne dois pas ressentir la sensation de faim.

❑ vrai ❑ faux

Réponse

Faux. Il est tout à fait normal de ressentir une sensation de faim : la faim fait partie du cycle de la digestion ; celle-ci nous indique que nos réserves sont épuisées et qu'il faut « passer à la pompe ». Par conséquent, lorsqu'on se nourrit de façon équilibrée et qu'on ne grignote pas, la faim peut être ressentie plusieurs fois par jour. Elle est le signe pour nous qu'il faut manger !

3. La faim correspond à une baisse de sucre dans le sang.

❑ vrai ❑ faux

Réponse

Vrai. Lorsque nous mangeons, notre organisme stocke le sucre en surplus dans notre foie. Il en diffuse ensuite une quantité stable et régulière dans notre sang, afin que nous conservions une bonne énergie entre nos repas. Lorsque la réserve réalisée au repas précédent descend trop bas, notre organisme envoie à notre cerveau un signal de faim pour nous indiquer que notre glycémie va baisser.

Et si, au cours d'un repas, on mange vraiment beaucoup trop, notre organisme transforme le sucre dont le foie ne sait que faire en… graisses. C'est dans cette réserve que notre corps ira puiser si nous rééquilibrons nos apports alimentaires quotidiens.

4. Je n'ai vraiment faim que si je ressens des vertiges ou une grande fatigue.

❑ vrai ❑ faux

Réponse

Vrai et faux. Une sensation de vertige, voire de malaise, peut en effet accompagner une faim très importante (par exemple, vous n'avez pas petit-déjeuné ni déjeuné, et à 15 heures, vous commencez à vous sentir vraiment mal). Mais cette sensation peut également être ressentie lorsqu'on attaque l'intégralité d'une plaquette de chocolat et que l'on achève notre collation par les œuvres complètes de M. Haribo : une consommation excessive de sucre entraîne souvent, une heure après, une fausse sensation de faim accompagnée de vertiges.

Cette sensation ne correspond pas à la faim, mais simplement au contraste avec un pic de glycémie anormalement élevé, qui a baissé brusquement (car les sucres rapides, comme leur nom l'indique, passent rapidement dans le sang).

5. Je devrais avoir faim aux heures des repas.

❑ vrai ❑ faux

Réponse

Faux. Aucune loi ne vous oblige à avoir faim aux heures des repas « à la française » : si vous habitez en Angleterre, vous culpabiliserez alors parce que vous n'avez pas assez faim le matin pour de la mortadelle, et trop faim au déjeuner pour un repas aussi léger.

Il se peut que votre organisme ne fonctionne pas exactement comme celui de votre collègue de bureau : elle n'a pas faim à midi pile et elle vous trouve ridicule d'aller déjeuner aussi tôt ? Laissez-la parler. Et écoutez votre faim. En outre, vous éviterez la file d'attente à la cantine.

Attention à bien faire la différence cependant entre une simple envie de manger (vous vous ennuyez, vous êtes contrariée, vous avez envie de faire une pause douceur) et la véritable sensation de faim, qui, elle, se traduit par une sensation persistante et durable dans votre estomac.

6. La sensation de satiété ne parvient pas instantanément au cerveau.

❑ vrai ❑ faux

Réponse

Vrai. Une vingtaine de minutes sont nécessaires pour que votre cerveau enregistre le fait que vous avez commencé à vous nourrir afin d'apaiser votre faim. C'est pourquoi il est très important de manger lentement, en prenant le temps de mâcher : essayez de vous concentrer sur votre nourriture. Si vous ingurgitez à toute allure un énorme hamburger tout mou (donc vite mangé), vous aurez l'impression d'avoir encore faim, car il vous aura fallu seulement 5 minutes pour le gober. Vous aurez donc envie de vous resservir.

Faites le test : prenez le temps de mastiquer ce même hamburger pendant 20 minutes, vous aurez l'appétit coupé avant même d'avoir terminé.

7. Si je viens de manger et que mon estomac est plein, il est impossible de ressentir la faim.

❑ vrai ❑ faux

Réponse

Vrai et faux. Théoriquement, si vous avez mangé, vous ne devriez pas avoir faim juste après le repas. Mais en pratique, le mécanisme est plus complexe qu'il n'y paraît, car nous ne sommes pas seulement un estomac sur pattes… nous avons aussi un cerveau. Or, si vous adorez la mousse au chocolat et qu'on place une énorme et succulente jatte de ce dessert sous votre nez à la fin d'un repas, vos papilles gustatives vont se mettre à saliver à la vue de votre plat préféré, même si vous n'avez plus réellement faim. Et il se peut que vous ressentiez même une sensation de faim. C'est pourquoi il est très important, pour le bon déroulement de votre programme, d'évoluer dans un environnement alimentaire plutôt neutre : cela vous permettra de ne pas craquer. En un mot, si vous adorez le nougat, ne remplissez pas vos placards avec la spécialité de Montélimar, ça évitera à votre estomac de gargouiller d'envie !

8. Si je n'ai jamais faim, c'est peut-être que je grignote beaucoup…

❑ vrai ❑ faux

Réponse

Vrai. La sensation de faim fait partie du cycle naturel de la digestion. C'est lorsqu'on a faim qu'il faut manger ! Si jusque-là vous ne ressentiez pas la sensation de faim, c'est peut-être que les grignotages étaient trop importants ou que vous aviez trop mangé aux repas précédents. Or, pour votre santé et pour votre ligne, il est important que votre estomac passe par cette phase de repos. Lorsqu'on grignote, les sucs gastriques tentent en permanence de remplir leur office et la digestion se fait mal. Vive la faim ! Lorsqu'elle est modérée et rapidement apaisée, elle fait partie du cycle de votre journée, et c'est alors un plaisir de se nourrir.

9. Je peux avoir le ventre gonflé, mais faim quand même !

❑ vrai ❑ faux

Réponse

Vrai. Il s'agit d'une sensation franchement désagréable. En effet, lorsqu'on décide d'alléger ses repas et qu'on fait des efforts dans ce sens, on déteste ressentir son ventre tout gonflé, alors qu'on n'a presque rien mangé…

Notre ventre n'est pas seulement un estomac : même si celui-ci est totalement vide, si notre intestin est irrité, ballonné, une sensation de gonflement peut être ressentie en même temps que la faim.

Pour apaiser cette irritation, essayez de repérer les aliments qui ne vous conviennent pas. Ils diffèrent d'une personne à l'autre. À vous de les découvrir en notant consciencieusement la bonne marche de votre digestion après chaque repas.

Est-ce que j'ai assuré ?
Nombre de réponses justes

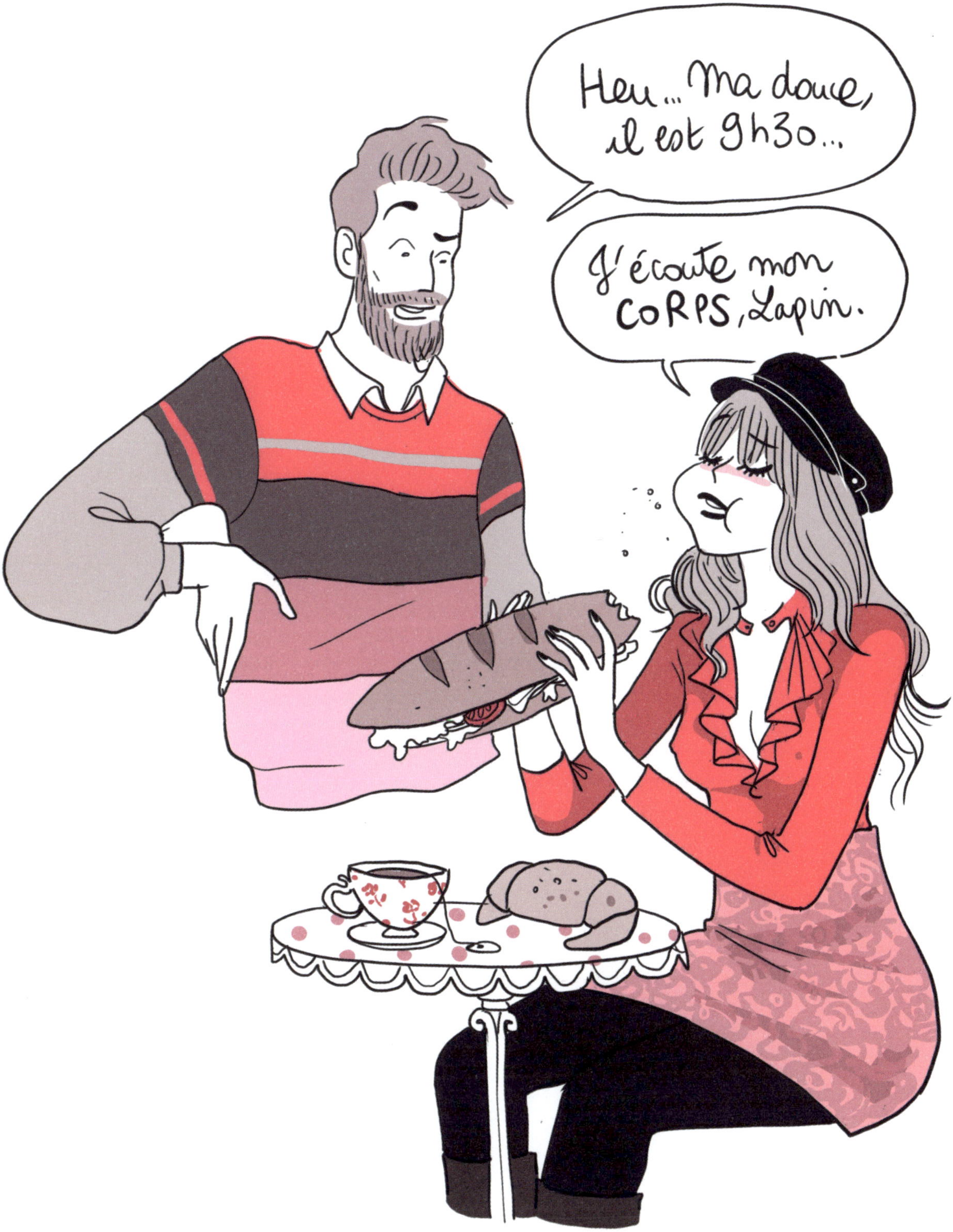
Heu... Ma douce, il est 9h30...
J'écoute mon CORPS, Lapin.

1. *J'AI DÉCIDÉ DE MANGER MOINS ET J'AI LES CROCS ! EST-CE LA BONNE MÉTHODE ?*

Vous connaissez la nouvelle mode ? Eh bien, pour maigrir, l'astuce consiste à arrêter de manger. Malin, non ? Totalement nocif, et franchement impossible si on possède un réfrigérateur, une cuisine, et que notre chéri nous demande : « Qu'est-ce qu'on mange ce soir ? » en nous passant la main dans les cheveux...

Graines de courge et riz à l'eau

Ma collègue de bureau s'appelle Sonia. Elle est au régime. Enfin plutôt auxxx régimesss. Sa méthode, c'est de suivre à la lettre la façon de s'alimenter des *people*. Donc, le lundi, à la cantine, Sonia grignote ses graines de courge (à la manière d'Angelina Jolie) en nous regardant nous empiffrer de gratin de courgettes. Et le jeudi, elle a déjà perdu deux kilos : elle n'est pas peu fière et, au bureau, on est toutes épatées. Et en plus, elle nous assure qu'elle n'a même pas faim. Mais le lundi suivant, Sonia se pointe, la mine déconfite : ses graines de courge se sont noyées dans une jatte de mousse au chocolat, copieusement arrosée de crème anglaise. Sonia a repris tous ses kilos, avec un de plus en prime. Cette méthode n'était donc pas la bonne. Pas grave, elle va tenter de suivre le régime de Madonna, et c'est reparti pour une semaine de riz à l'eau pour Sonia.

Ai-je vraiment besoin de vous raconter la suite ? Le vendredi, alors qu'on fêtait tous le départ à la retraite de Régine, Sonia a craqué sur les petits-fours au foie gras, jusqu'à s'en faire éclater la panse. Impossible de tenir, elle était mooorte de faim !

S'affamer, c'est la meilleure façon de grossir

C'est seulement logique en théorie : si l'on cesse de manger, on devrait normalement mincir. Mais ce n'est pas si simple. En effet, lorsqu'on décide de suivre un régime déséquilibré, par exemple sous forme de cure (cure de riz, cure de viande…), l'organisme tente de trouver les oligoéléments qu'il devrait puiser dans une alimentation normale. Et il n'y parvient pas. La faim devient donc particulièrement intense et la sensation de privation augmente. On parvient parfois à « tenir », les dents serrées, quelques semaines.

Mais on ne peut pas lutter longtemps contre la faim, la vraie, celle qui nous dit que notre organisme va tomber malade. On finit toujours par craquer. Et on se lâche souvent sur les aliments qui nous ont le plus manqué : le fromage, les gâteaux, les chips… La prise de poids est alors rapide. Mais on ne se décourage pas, et on recommence, on s'obstine ! Le corps prend alors l'habitude de ces à-coups dans notre alimentation : il prévoit la disette, il l'anticipe, et il devient de plus en plus difficile pour nous de maigrir. Plus on s'affame, plus il faut s'affamer encore et… plus on craque et plus on grossit. STOP ! Il est urgent d'arrêter le cercle vicieux !

Les aliments qui me manquent le plus quand je suis à la diète

....

....

....

....

....

....

Et si on mangeait simplement un peu de tout ?

Reprenons tout depuis le début, et voici quelques astuces pour bien démarrer votre régime.

- Vous n'allez pas décider de moins manger, vous allez décider de mieux manger.
- Afin de composer des menus équilibrés, respectez une règle toute simple : dans votre assiette, il doit y avoir des protéines (viande, œufs, poisson), des féculents (pâtes, pommes de terre, riz) et des légumes.
- Ne grignotez pas, ne sautez pas de repas. Pour y parvenir, obligez-vous à manger toujours assise, avec un couteau et une fourchette, et non pas debout dans la cuisine à la sauvette.
- Prévoyez des collations légères, mais savoureuses, afin de ne pas vous sentir affamée à 11 heures ou à 18 heures.

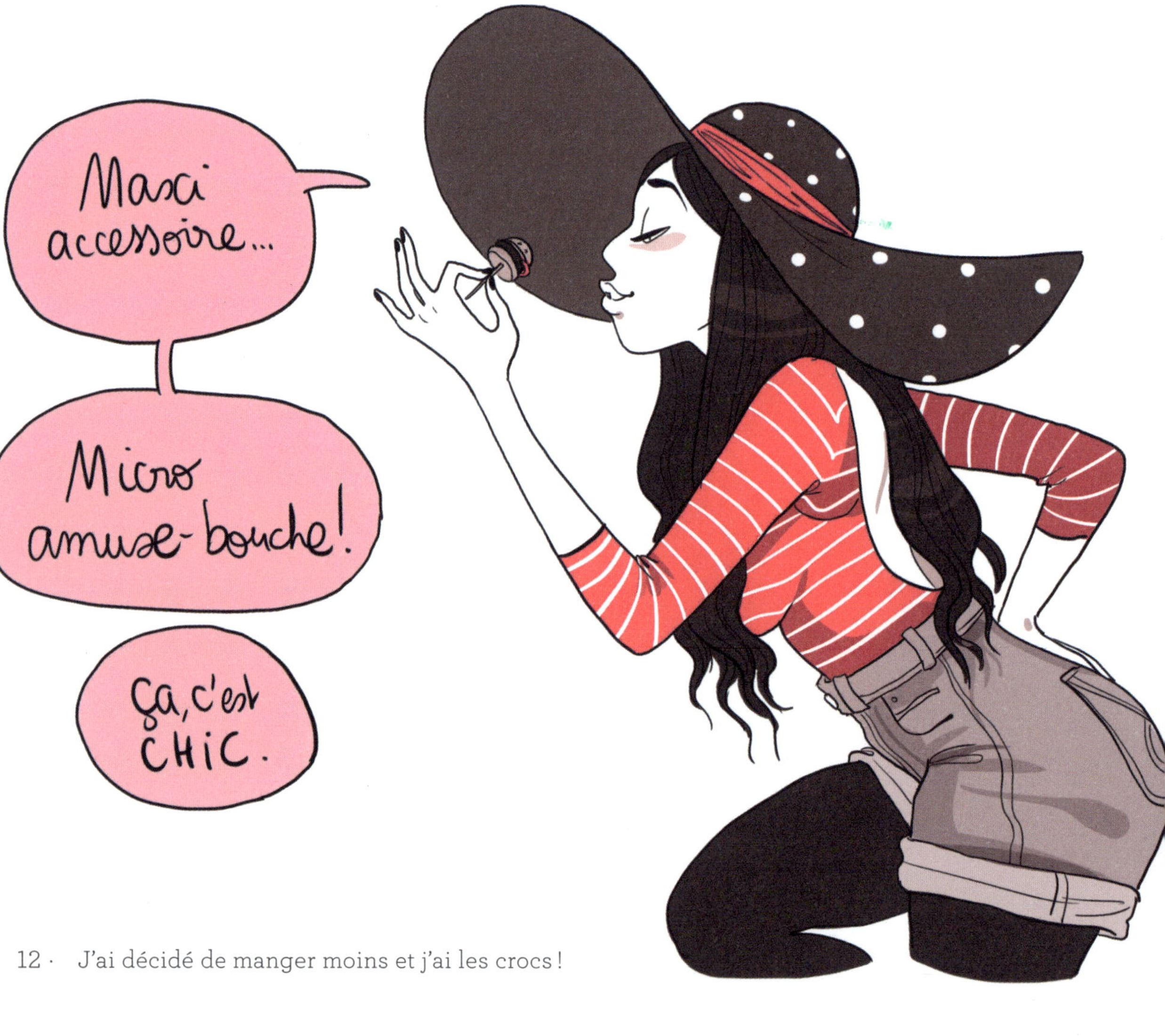

Plat complet
Riz à l'espagnole

Pour 6 personnes

- **Préparation 15 mn**
- **Cuisson 20 mn**

Ingrédients :

- 300 g de noix de saint-jacques surgelées
- 300 g de crevettes décortiquées
- 1,5 l d'eau
- 2 CS d'huile d'olive
- 1 oignon émincé
- 3 poivrons frais coupés en lanières (ou surgelés)
- 180 g de riz
- 1 dose de safran
- sel et poivre

Mettre les noix de saint-jacques et les crevettes dans une casserole avec l'eau, porter à ébullition.

Pendant ce temps, faire revenir, dans une sauteuse, l'huile, l'oignon, les poivrons pendant environ 10 minutes. Ajouter le riz et le safran, bien mélanger.

Petit à petit, verser l'eau de cuisson des crustacés, mélanger et laisser le riz absorber l'eau. Ajouter ensuite les crevettes et noix de saint-jacques avant de servir.

2. JE SUIS FATIGUÉE : EST-CE À CAUSE DE MA NOUVELLE FAÇON DE MANGER ?

Tiens, tiens, c'est bizarre, j'ai donné de la luzerne à grignoter à mon chat et j'ai forcé mon lapin nain à manger du steak haché… Conséquence ? Les deux perdent leurs poils et ils sont affalés dans leurs paniers respectifs. Ils n'ont vraiment pas l'air bien… Vous trouvez ça normal ?

Non, et le véto appellera peut-être la SPA pour mauvais traitement… En revanche, si je décide de m'affamer avec un régime ultra-strict, composé de salade verte sans la sauce, accompagnée de sa rondelle de concombre, personne n'appellera la SPFQOTTKAP (Société Protectrice des Filles Qui Ont Toujours Trois Kilos À Perdre). Mon alimentation est pourtant proche du néant intersidéral et je n'oserais pas nourrir mes propres enfants ainsi, et encore moins mon mari, car il deviendrait désagréable et se commanderait une pizza douze fromages dans la minute qui suivrait.

Ne suivez pas un régime qui provoque des carences

Il n'est pas normal de se sentir fatiguée parce qu'on cherche à mincir. Notre organisme doit pouvoir puiser dans notre alimentation les vitamines, les oligoéléments et l'énergie dont il a besoin. En suivant un programme alimentaire composé de justes portions, en invitant à sa table toute la gamme des aliments, on ne doit pas se sentir fatiguée. La faim est un signal qu'il ne faut pas négliger. Si votre organisme vous l'envoie, écoutez-le.

Méfiez-vous des fringales

Lorsqu'on n'a pas assez dormi, ou encore lorsque notre journée est totalement surchargée, il est normal de ressentir de la fatigue. Mais on ne peut pas toujours s'arrêter et faire une petite sieste. Il est alors important d'analyser son ressenti, car la fatigue peut donner la sensation qu'en mangeant celle-ci s'estompera. Il s'agit d'une fausse impression de faim. On a juste envie de grignoter une petite douceur sucrée pour relancer la machine. On croque dans une barre chocolatée, espérant chasser notre envie de dormir. Mais celle-ci ne disparaît pas. On croque alors dans une deuxième barre chocolatée… Cette impression de faim ne correspond pas à la faim réelle. L'organisme a tout simplement besoin de se reposer. Si vous le pouvez, fermez les yeux quelques minutes. Et surtout, évitez de grignoter !

Évitez de surcharger votre estomac

Si vous essayez de mincir par à-coups en décidant, par exemple, d'éviter de manger, puis en craquant ensuite sur un repas beaucoup trop copieux, il se peut que vous ressentiez une certaine fatigue. Ne pas manger, puis trop manger, ce n'est pas la bonne méthode ! Le fait de manger trop, notamment à l'heure du déjeuner, peut provoquer une irrépressible envie de dormir.

Allégez vos repas, mais ne les sautez pas. Mieux vaut deux repas légers qu'un festin gargantuesque suivi d'un bouillon de poule !

! 4 astuces pour éviter la faim liée à la fatigue

- Je dors suffisamment et j'essaie de me coucher à heures régulières.
- J'évite de sauter un repas.
- J'évite les repas trop copieux.
- J'essaie d'être à l'écoute de ma fatigue : si j'ai sommeil, je ne tente pas de me tenir éveillée en grignotant. Je préfère fermer les yeux quelques minutes (ou carrément aller me coucher !) pour repartir du bon pied ensuite.

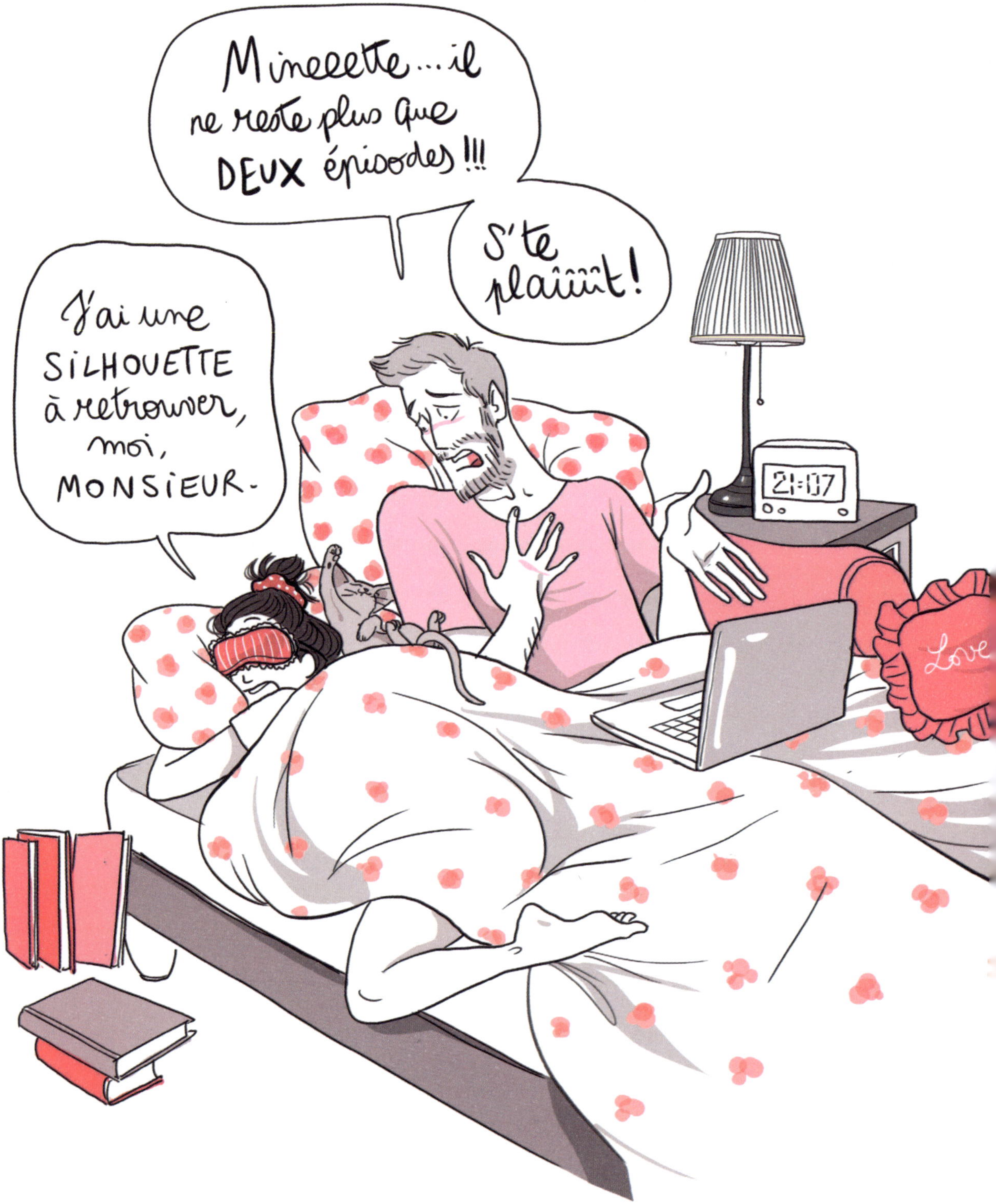
J'ai une SILHOUETTE à retrouver, moi, MONSIEUR.
Mineeette… il ne reste plus que DEUX épisodes !!!
S'te plaîîîît !
21:07
Love

Recette énergie

Salade au saumon et sa vinaigrette d'agrumes

Pour 4 personnes

- **Préparation 15 mn**
- **Cuisson 5 mn**

Ingrédients :

- 2 pamplemousses
- 2 oranges
- 1 citron
- 3 CS de vinaigre de vin
- 8 cc d'huile d'olive
- 1 salade iceberg
- 80 g de saumon fumé
- sel et poivre

Préparer la vinaigrette. Dans une casserole, mettre le jus d'un pamplemousse, d'une orange et du citron, puis ajouter le vinaigre. Faire bouillir et dès que le mélange réduit, ajouter l'huile, le sel et le poivre. Mixer l'ensemble pour émulsionner et laisser refroidir.

Rincer puis essorer la salade. Émincer les feuilles puis les déposer en chiffonnade dans un saladier.

Peler à vif un pamplemousse et une orange, puis détacher les quartiers au couteau. Mélanger à la salade et répartir dans 4 assiettes. Décorer chaque assiette avec le saumon fumé taillé en lanières. Assaisonner avec la vinaigrette aux agrumes et servir.

7 clés pour rester en forme

- Chaque jour, je consomme des fruits et des légumes.
- Je ne néglige pas les laitages.
- Je pense à boire 1,5 l de liquide, dont au moins un litre d'eau.
- Je ne fais pas l'impasse sur les matières grasses et je privilégie les huiles vierges de première pression.
- Je pense à bouger un peu tous les jours.
- Je consomme de la viande, du poisson, des œufs au moins une fois par jour.
- Je ne fuis pas les féculents (pain, riz, pâtes), ils sont mon énergie !

3. J'AI ATTEINT MON OBJECTIF... ET J'AI « FAIM » DE TOUT !

J'avoue, mon objectif, c'était le mariage de ma copine Suzanna... Je me suis donc lancée dans Ze régime. Le truc de fou qui donne le vertige et qui dégoûte à vie des haricots verts et leur os de poulet à l'eau. Mais ça a marché ! Je suis rentrée tip top dans ma robe ! Et question petits-fours le jour J, je ne me suis pas privée !

Mais une semaine après la fin de Ze régime, c'était déjà la cata...
+ 3 kg au compteur ! Et visiblement, ce n'est qu'un début ! La balance s'affole !
Moi qui voulais troquer définitivement ma salopette informe contre un superslim, je suis désespérée...

Les régimes déséquilibrés font grossir
Eh oui ! Lorsqu'on mincit n'importe comment, en s'affamant et en accéléré, le corps réagit dès qu'on lui apporte à nouveau de la nourriture.
D'autre part, le fait de vous être privée de tant de bonnes choses pendant plusieurs semaines produit un effet boomerang : vous avez envie de manger, vous avez faim de ces saveurs... et comme vous avez minci, vous avez tendance à vous autoriser quelques douceurs, ce qui est tout à fait normal. Mais la prise de poids ne se fait pas attendre.

Ne vous découragez pas !
Reprenez simplement une alimentation équilibrée, en consommant à chaque repas des portions à satiété. Votre poids se stabilisera plus lentement, mais durablement.

Suivez ces quelques astuces pour remanger peu à peu normalement, sans excès.

Au petit déj, je me fais plaisir en toute légèreté
Dans mon frigo, et dans mes placards, j'évite de réintégrer du lait entier, des croissants ou des céréales de petit déjeuner riches en sucres.

- Le lait entier est deux fois plus riche que le lait demi-écrémé.
- Deux croissants sont deux fois plus riches que trois tranches de pain de seigle, et ils calent moins bien.
- Les corn-flakes classiques sont plus riches que les flocons d'avoine non sucrés et ils ne me calent pas toute la matinée : je préfère donc déguster un muesli non sucré.

Au déjeuner, j'opte pour un déjeuner convivial en évitant quelques pièges
Je ne me prive pas de déjeuner ! Mais je peux faire des choix astucieux qui me permettent d'alléger mes repas.

- J'opte pour un steak haché à 5 % de matières grasses – au lieu d'un steak haché à 20 % de matières grasses –, c'est meilleur et c'est moitié moins de calories.
- Je préfère la pizza jambon-fromage à la 4 fromages, c'est deux fois moins riche.
- Je fais l'impasse sur les saucisses-frites (faut pas pousser…), et je me régale avec une bonne bavette et des pommes de terre nature, divisant mon apport calorique par deux !
- Il n'y a aucune raison que je me prive de pâtes, mais j'évite les spaghettis carbonara, je leur préfère des spaghettis avec un simple coulis de tomate.
- En dessert, j'évite la glace au chocolat et sa touffe de chantilly, je préfère deux boules de sorbet.

Pour ma collation, je fais attention, mais je ne me prive pas

- Au goûter, je ne me rue pas sur le pain au chocolat, je préfère une banane et deux biscuits secs, et je divise mon apport calorique par deux !
- Je troque une part de brownie contre une petite tranche de baguette agrémentée de deux cuillerées à café (rases…) de pâte à tartiner. (C'est deux fois moins riche !)

Si je sors, je ne me prive pas de l'apéritif, mais je fais des choix
À la place des chips, je grignote des bretzels, et hop ! deux fois moins de calories dans la balance !

Au dîner, je fais un vrai repas en toute légèreté

- J'opte pour un blanc de poulet au lieu d'une cuisse de poulet, c'est moins gras.
- Je préfère un coulis de tomate plutôt qu'une sauce tomate cuisinée, et mon apport est divisé par deux.
- Je préfère manger un fruit plutôt qu'une compote sucrée.

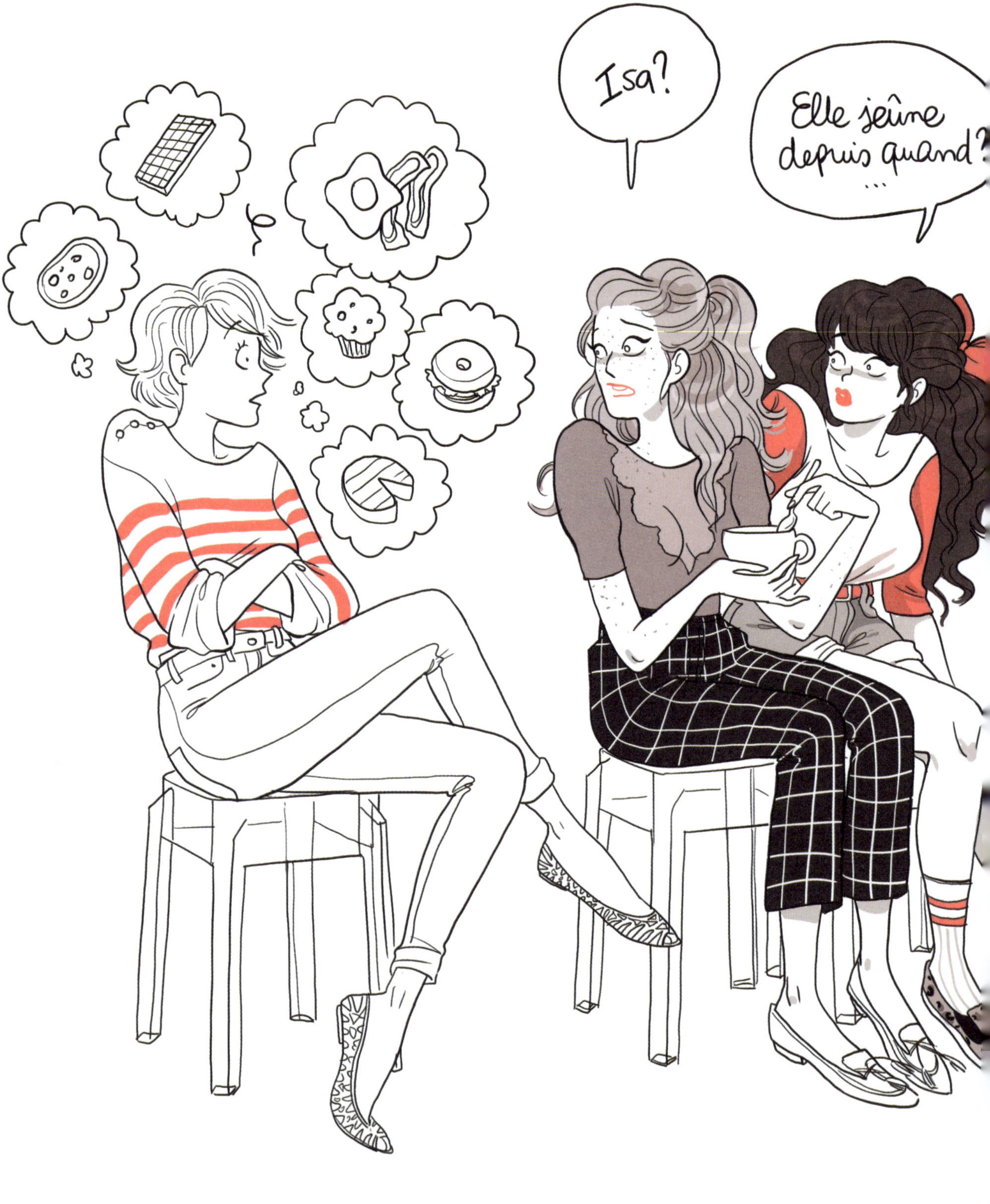
Isa?
Elle jeûne depuis quand?...

Recette gourmande mais légère

Salade tiède de raie au cresson et radis

Pour 2 personnes

- **Préparation 40 mn**
- **Cuisson 15 mn**

Ingrédients :

- 1/2 bouquet de cresson
- 1 botte de radis
- 1 échalote
- 4 CS de vinaigre
- 8 cl de jus de fruits rouges (grenade)
- 5 cc d'huile de noisette
- 500 g d'aile de raie pelée (250 g de chair)
- 10 pulvérisations d'huile
- 1 citron
- 10 noisettes
- sel et poivre

Nettoyer et égoutter soigneusement le cresson avant de l'effeuiller. Détailler les radis en tranches fines. Émincer l'échalote en anneaux. Préchauffer le four à 225 °C (th. 7-8) en chaleur tournante + gril.

Verser le vinaigre, le jus de fruits et 2 cc d'huile dans une sauteuse. Saler, poivrer et porter à ébullition, ajouter les 2/3 des radis et l'échalote. Les faire cuire à feu modéré jusqu'à ce que le jus de cuisson ait disparu.

Dans le même temps, vaporiser d'huile l'aile de raie. Faire cuire sur un plat métallique en haut du four pendant environ 6 minutes. Effilocher dès la sortie, mélanger avec le cresson et les radis cuits et crus. Verser le reste d'huile et le jus de citron et vérifier l'assaisonnement. Servir tiède, saupoudré de noisettes concassées.

Vous pouvez accompagner de quinoa ou de pâtes au sarrasin. Le cresson est particulièrement délicieux en avril. Agrémentez cette salade avec des tranches de fraises primeurs.

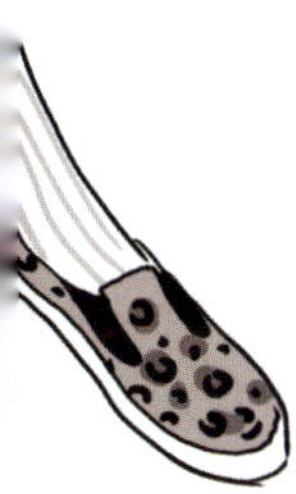

4. LES ALIMENTS QUI CALENT BIEN !

J'avoue, quand je me fais un petit plateau-télé, j'arbore un bas de jogging informe pour ne pas avoir à déboutonner mon slim-skinny-moule-moule. Mais j'avoue aussi que mon chéri n'a pas une passion pour mon look « jogging gris-grand tee-shirt ». Alors si je pouvais me sentir bien calée en conservant un ventre aussi plat qu'une jeune fille de la pub Spécial K®, je ne dirais pas non...

Les flocons d'avoine
Les flocons d'avoine sont riches en mucilages, autrement dit en fibres douces. Pour vous en convaincre, faites le test : ajoutez un peu de lait écrémé sur quelques flocons et vous constaterez que ceux-ci absorbent le lait et prennent un aspect un peu visqueux. Les mucilages sont bons pour votre intestin et permettent une digestion lente. Vous vous sentirez bien calée.

Astuces

! Pour le goûter, vous pouvez opter pour les flocons d'avoine sans y ajouter de sucre, mais avec quelques fruits coupés. Si vous les trouvez un peu fades, n'hésitez pas à les saupoudrer de cannelle. Et lorsque vous êtes chez vous, vous pouvez faire chauffer le lait avec une pointe de vanille, ce sera encore plus savoureux.

Le pain de seigle

Contrairement au pain blanc qui se digère très vite, une tranche de pain de seigle vous apporte une portion importante de fibres. La fabrication du pain de seigle est réglementée, vous pouvez en acheter en toute confiance, de préférence en boulangerie ou dans les magasins bio.

Astuces

! N'hésitez pas à en emporter avec vous au bureau pour vous confectionner un en-cas nourrissant. Vous pouvez le faire trancher de façon à prélever chaque jour la quantité de pain nécessaire. Cela vous permet d'éviter un détour par la boulangerie si vous êtes pressée, et également d'éviter les pains industriels (du type pain de mie) dont la composition contient du sucre et des graisses végétales ajoutées.

Astuce

! Si vous remplacez votre pomme par une compote à boire vite avalée, non seulement vous ne pourrez pas bénéficier des bienfaits de la pomme crue, mais vous aurez toujours la sensation d'avoir faim, car votre collation aura été trop rapide.

La pomme

Parce qu'elle est riche en pectine, la pomme constitue un excellent moyen d'apaiser sa faim lors d'une collation à 10 heures ou au moment du goûter. De plus, la pomme est « longue à croquer », ce qui vous permet de la savourer. Vous ressentirez une agréable sensation de satiété après l'avoir dégustée.

Attention !

Méfiez-vous de certaines étiquettes qui vous promettent un pain « complet » en ajoutant simplement un peu de son à du pain blanc.

Et lisez toujours la liste des ingrédients avant d'acheter : le pain est composé de farine, de sel et de levain. Or, sous l'appellation « pain », on découvre toutes sortes de brioches et autres préparations bien plus grasses.

Le jambon blanc (dégraissé)
C'est une viande maigre, mais sa texture et sa présentation en tranches peuvent constituer un en-cas pratique, facile à consommer et léger.

Astuces

! N'hésitez pas à ajouter des protéines lors d'un goûter ou d'une collation, car leur assimilation par l'organisme est plus lente. Alors, entre un paquet de bonbons et une tranche de jambon, on choisit le jambon !

Astuces

! Pour vos en-cas, méfiez-vous des contrefaçons ! Par exemple, les pâtes de fruits ne sont pas vraiment des fruits et elles ne vous caleront pas. Alors, foncez au marché et faites le plein de fruits frais.

Les fruits dans leur ensemble
Riches en fibres, les fruits et légumes peuvent constituer une grande part de nos repas et nous aider à confectionner des en-cas légers et rassasiants.

Le fromage blanc nature à 0 %
Sa texture épaisse permet de caler une petite faim. Il peut paraître un peu « pouf-pouf » (« étouffe-chrétien », comme disait ma grand-mère)... Il est vrai que la texture du yaourt est plus rafraîchissante, mais il se consomme plus rapidement, car il est plus liquide.

Astuces

! Le fromage blanc se déguste lentement, et on peut y ajouter quelques morceaux de fruits pour le parfumer.

Attention bis !

Ce n'est pas parce que le fromage blanc est faible en calories et riche en calcium qu'on peut se lancer dans un régime « tout pouf pouf », qui serait déséquilibré. Au bout de quelques jours, vous ne pourriez plus le supporter. Préférez une alimentation variée et équilibrée.

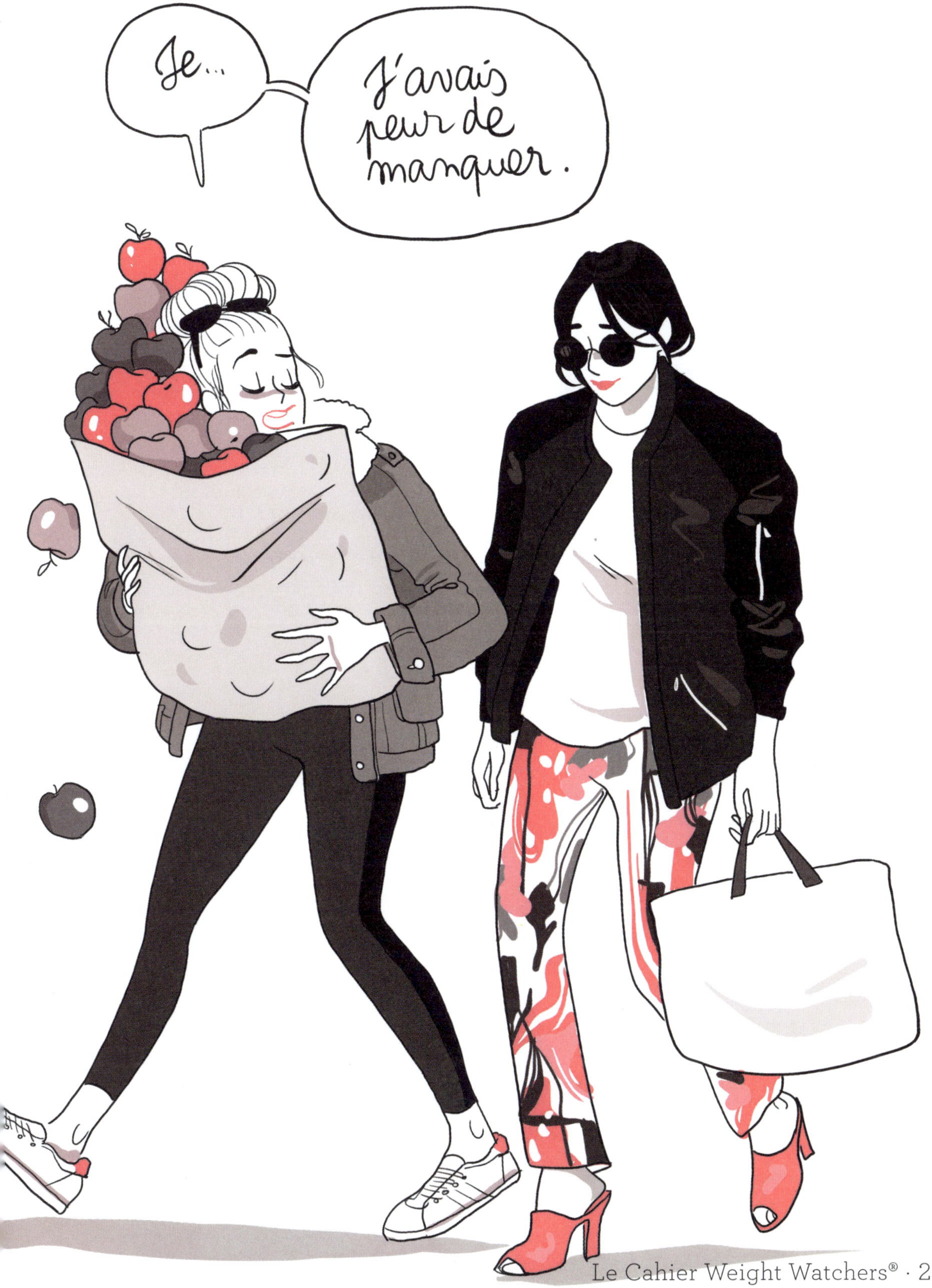
Je...
J'avais peur de manquer.

Les pâtes *al dente*

Et puis d'abord, les coquillettes façon cantine, c'est-à-dire à moitié réduites en bouillie, c'est pas bon ! Les Italiens ont bien raison d'adorer les pâtes fermes ! En effet, plus vos pâtes sont cuites, plus leur index glycémique est élevé, ce qui signifie que notre organisme va les digérer plus vite. Une bonne raison de cuisiner à l'italienne ! Et notre plaisir est décuplé par le fait que nous avons quelque chose de consistant à mâcher et à savourer.

Ai-je assez mangé ?

Pour le savoir, notez votre sensation après votre repas sur une échelle de 1 à 10.

- **De 1 à 3 :** votre estomac vous semble peu rempli. Attention à la faim qui vous guette une heure plus tard...
- **De 4 à 6 :** votre ventre est rempli, mais vous ne vous sentez pas « tendue ». C'est parfait ! Vous devriez pouvoir patienter jusqu'au prochain repas sans encombre.
- **De 7 à 9 :** votre abdomen est bien trop plein... vous avez déboutonné votre pantalon. Vous avez donc mangé au-delà de votre faim.
- **10 :** vous ne vous sentez pas bien, vous avez bâfré jusqu'à la nausée. C'était le baptême de votre neveu et la pièce montée était vraiment trop bonne ? Ce n'est pas trop inquiétant, ce petit, on ne le baptisera pas deux fois... À moins que ce ne soit parce que vous vous êtes imposé un régime alimentaire trop strict au cours des derniers jours et... vous avez craqué ? Pas très étonnant... Et si vous envisagiez plutôt un programme alimentaire équilibré ?

Recette doudou pour mon bidou

Soupe de courges bicolore

Pour 2 personnes

- **Préparation 20 mn**
- **Cuisson 1 h**

Ingrédients :

- 1 courgette
- 1 gousse d'ail
- 15 cl de lait d'amande
- 1 tablette de bouillon (déshydraté)
- 1 branche de thym
- 1 citron non traité
- 1 échalote
- 2 cc de beurre
- 1 petite tranche de potiron
- 1 orange non traitée
- 2 portions de fromage fondu allégé
- sel et poivre

Couper la courgette en morceaux. Peler, dégermer et écraser l'ail. Les réunir dans une petite casserole. Verser le lait d'amande et compléter d'eau de façon à couvrir largement les légumes, ajouter la tablette de bouillon. Porter à ébullition. Effeuiller le thym, l'ajouter dans la casserole. Laisser cuire pendant 30 minutes à feu doux. Laver et râper le zeste du citron, puis l'ajouter et mixer. Saler et poivrer au goût.

Peler et émincer l'échalote. La faire suer au beurre dans une petite casserole. Peler le potiron, l'émincer et l'ajouter dans la casserole. Laisser cuire à feu doux pendant 5 minutes, puis couvrir d'eau et ajouter le bouillon. Porter à ébullition et laisser cuire à petits frémissements pendant 20 minutes. Laver, râper le zeste de l'orange et l'ajouter 5 minutes avant la fin de la cuisson. Vérifier la cuisson, ajouter le fromage et mixer. Saler et poivrer au goût.

Dans un bol de service, placer un morceau de feuille de papier d'aluminium à la verticale pour séparer en deux moitiés. Verser la soupe de potiron d'un côté, celle de courgette de l'autre. Retirer la feuille en la soulevant bien verticalement. Préparer l'autre bol et servir immédiatement.

Veillez à obtenir des soupes aux consistances semblables pour assurer un meilleur résultat.

Test : *quelle affamée êtes-vous ?*

J'y peux rien, j'ai tout le temps faim... Oui, mais en réalité, ça veut dire quoi « avoir faim » ? Parce que si je croise George Clooney, je suis capable de lui dire : « J'ai faim de toi... » Ce qui signifie, en effet, que j'en ferais bien mon 4 heures, et pourtant je ne vais pas le manger... Quoique... Et lorsque j'ai faim de mousse au chocolat en fin de repas, ce n'est pas exactement la même chose que lorsque j'ai faim après 4 heures de réunion acharnée avec un client compliqué.

Donc j'ai faim, mais je ne sais pas trop pourquoi. What else ? Ben, je vais faire le test alors...

1. Hier, je suis allée acheter un nouveau jean. J'ai choisi une taille en dessous parce que, tous les magazines le disent, ça se détend à cause de l'élasthanne. Bon, d'accord, c'est pas entièrement vrai, j'ai choisi deux tailles en dessous parce que...

a. Je vais devoir me coucher sur le lit pour pouvoir le fermer (debout, ça sera mission impossible) et ça m'évitera de trop manger au déj.

b. Le bouton du pantalon qui s'enfonce dans mon nombril me rappelle, quand je passe devant le distributeur de petites douceurs, que je dois laisser sa part à Jo Wilfried Tsonga.

c. Dans deux semaines, avec le régime que j'ai entrepris, je rentrerai parfaitement dedans, c'est certain !

2. Sur la plage, je ne résiste pas à l'attaque de la roulotte chouchous-beignets parce que...

a. Avec le paréo, on ne verra pas trop que j'ai forcé la dose.

b. C'était ça ou un esquimau géant pistache-chocolat, et mon fils a pris le dernier.

c.Ça fait quinze jours que je n'ai pas vu l'ombre d'une frite, la trace d'un gâteau sec ou l'avatar d'une crème anglaise.

3. Chez ma belle-mère, je reprends de la blanquette parce que...

a. Au point où j'en suis, un peu plus ou un peu moins (j'ai déjà repris quatre fois de la macédoine)...

b. Même si ma belle-mère m'exaspère quand elle parle de « son » fils, je dois avouer que sa blanquette est à tomber.

c. Quand tu mets la blanquette de ma belle-mère sous le nez d'un prisonnier de guerre en grève de la faim, il oublie sa cause perdue et il se met à manger. C'est tout moi.

4. Lorsque j'étais petite, je détestais les cours de danse classique parce que...

a. La prof me disait toujours : « Rentre ton ventre ! »

b. Le chignon tiré et le corps qui ne doit pas bouger, très peu pour moi ; je préfère la salsa, c'est plus sensuel !

c. Y'avait toujours des filles filiformes qui me foutaient le bourdon. À côté, j'avais l'impression d'être la danseuse éléphant du dessin animé *Fantasia*.

5. Dans les boutiques, je déteste les vendeuses parce que...

a. Elles font une moue silencieuse quand elles tentent de fermer le dernier bouton de la robe que je suis en train d'essayer.

b. Elles te dévisagent de la tête aux pieds alors que tu as ton manteau sur le dos, et elles annoncent d'emblée « Un 46 ? », alors que je fais à peine un 42...

c. Elles te disent que ce jean te fait des fesses de rêve alors que moi, je vois bien dans la glace que j'ai l'air d'un gros tas.

6. À la cantine du bureau...

a. Je demande toujours à ce que mon assiette soit bien remplie.

b. Je prends toujours un repas très léger pour pouvoir caser un dessert.

c. Je n'y mets pas les pieds, c'est beaucoup trop gras.

7. Le soir...

a. J'essaie de ne pas manger parce que j'ai bâfré au déjeuner.

b. J'essaie de ne pas manger parce que j'ai exagéré sur le goûter.

c. J'essaie de ne pas manger quand je suis en période de régime.

8. Aujourd'hui, tout vous énerve : la grève des trains, votre boss qui ne respecte pas le planning, votre fils qui a encore perdu son carnet de correspondance.

a. Vous mangez sur le pouce, parce que les émotions, ça creuse, et de toute façon, vous n'avez pas le temps de faire à dîner.

b. Vous vous jetez sur les placards dès votre arrivée. Après une journée pareille, s'il fallait en plus se priver...

c. Vous reportez vos bonnes résolutions au lendemain. Là, le bouillon de poule, c'est juste pas possible.

Je suis plutôt...

Résultats

VOUS AVEZ UNE MAJORITÉ DE A

Pour ma faim, il me faut une bouillotte.

Lorsque vous avez l'estomac plein, c'est le bonheur. Un bien-être chaleureux vous envahit. Vous vous sentez réconfortée, apaisée. Et au contraire, lorsque vous ressentez un léger creux dans l'estomac, cette sensation vous semble si désagréable que vous avez hâte de la combler au plus vite. C'est pourquoi il vous arrive souvent de confondre la sensation de faim réelle avec celle, plus normale, de légèreté.

Il n'est pas nécessaire de sortir de table avec le ventre gonflé ou ballonné pour se sentir bien ! Si votre repas a été varié et équilibré, si les proportions ont été suffisantes, mais sans excès, il n'y a pas de raison que vous ayez faim. Autorisez-vous à manger de tout, mais ne remplissez pas votre assiette à l'excès et ne vous resservez pas. Autorisez-vous une collation dans le calme, en dégustant chaque bouchée. N'oubliez pas : « Ça ne se bouffe pas, ça se mange ! » Alors, faites-vous plaisir et dégustez !

VOUS AVEZ UNE MAJORITÉ DE B

Pour ma faim, il me faut un doudou.

Vous êtes gourmande, vous adorez tout ce qui vous fait grossir. Les friandises, la charcuterie, le fromage... Vous avez beau vous en priver, vous « replongez » dès qu'une contrariété pointe son nez. La journée a été dure, votre chef vous a fait une remarque désobligeante qui vous a mise en rogne, vous rongez votre frein, et dès que vous arrivez à la maison, vous vous jetez corps et âme sur la tablette de chocolat. Pas de chocolat en vue ? Ce n'est pas grave, vous allez faire sa fête au camembert ou au paquet de gâteaux des enfants. Lorsque votre sensation de faim sera apaisée, vous vous arrêterez de manger. Et comme il ne s'agit pas d'une faim réelle, mais simplement d'une envie de grignoter irrépressible afin de calmer votre stress, cela ne vous apaisera pas...

Mieux vaudrait demander une entrevue avec votre chef, plutôt que de ronger votre frein. Quelque chose ne va pas ? Écrivez-le sur une feuille, puis cherchez des solutions, et notez-les aussi. Ensuite, froissez et jetez la feuille. Lorsque vous vous sentez apaisée, ou lorsque vous avez pris de réelles décisions en transformant vos pensées stressantes en actes, ouvrez alors la porte du réfrigérateur et offrez-vous une vraie collation, avec au menu ce qui vous fait plaisir... mais en quantité raisonnable.

N'assassinez pas votre gourmandise, elle fait partie de vous ! Mais ne la confondez pas avec votre stress.

VOUS AVEZ UNE MAJORITÉ DE C

La faim est mon compagnon de route.

La faim dans le monde n'a plus de secrets pour vous, et le yoyo non plus : vous passez votre vie au régime et vous avez en permanence « trois kilos à perdre ». Au printemps, vous infligez à votre organisme un régime drastique, afin de rentrer dans votre maillot de l'été, et vous êtes avide des astuces les plus improbables pour perdre du poids. Vous dévorez surtout la presse féminine. Mais, c'est bizarre, « Ze régime » qui « avait fonctionné » l'année dernière semble ne plus marcher cette année. Alors vous durcissez le combat. Les brocolis sont bien trop riches, vous passez à la salade bouillie.

... Et vous ressentez la faim ? C'est certain, vous avez faim. Qui n'aurait pas faim après un bouillon de poule sans la poule ? Quand on pense à tous les apéros que vous allez vous autoriser cet été et à « Ze régime » que vous allez devoir refaire en septembre pour rentrer dans votre jean, ça donne le vertige. Quel courage, pour aussi peu de résultats...

Pour retrouver votre ligne, votre unique devise devrait être « équilibre et douceur ».

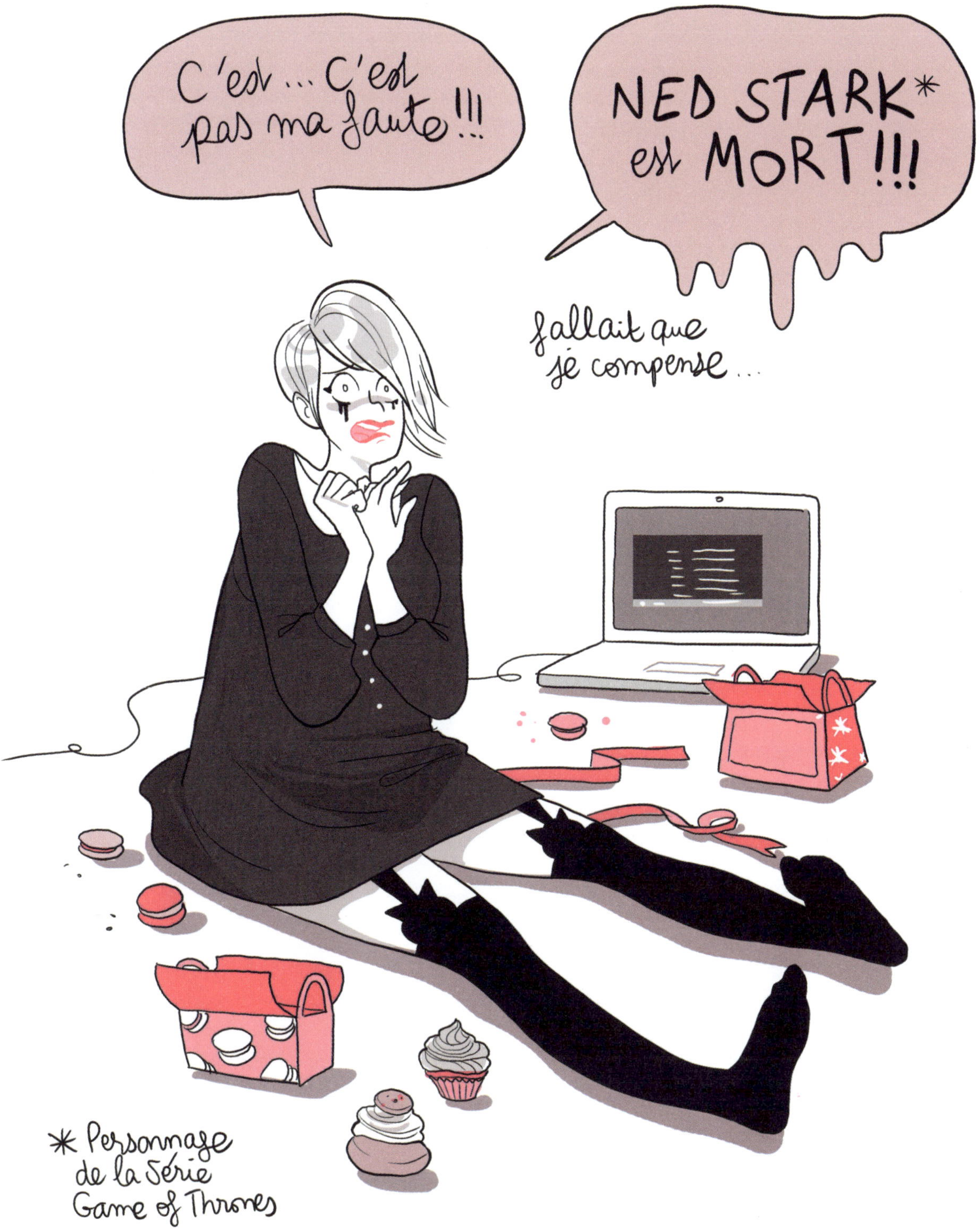
C'est... C'est pas ma faute !!!
NED STARK* est MORT !!!
fallait que je compense...
* Personnage de la série Game of Thrones

5. JE RENTRE DU SPORT, J'AI FAIM !

Bonne nouvelle : je me suis mise au sport ! Et cette fois, j'y vais, vraiment. Seulement voilà. Quand je rentre du sport, j'ai une faim de loup. Et vu que j'ai fait du sport, je m'autorise quelques écarts qui apparaissent direct sur la balance. C'est trop injuste…

Je me nourris, mais au bon moment
Le fait d'avoir faim pendant ou après un effort physique est tout à fait normal. Il est donc important de se nourrir suffisamment afin de profiter pleinement de la séance. Si vous essayez de vous affamer pour perdre « encore plus de poids », vous mettez votre santé en danger. Autrement dit, si vous partez à votre cours d'aérobic en ayant croqué un brocoli au déjeuner et un radis au goûter, vous risquez de ressentir des vertiges, vous ne pourrez pas accomplir les mouvements correctement. En outre, de retour chez vous, vous allez avoir tellement faim que vous risquez de craquer sur la tablette de chocolat, direct devant le frigo avant même d'avoir pris une douche… Donc, ne pas manger, c'est le mauvais plan.

Pensez à vous hydrater

! Buvez au moins un litre d'eau ou de tisane avant votre séance afin que votre organisme soit bien hydraté. Pendant la séance, vous aurez moins soif et vous pourrez boire par petites gorgées.

La bonne recommandation

Il faut manger avant l'effort afin de faire le plein d'énergie pendant la séance. Laissez un temps de digestion important entre votre repas et votre heure de sport. Si votre séance est plutôt longue et intense, privilégiez les sucres lents (par exemple, des pâtes avec un coulis de tomate et une cuillerée à café d'huile d'olive). Évitez de croquer dans une barre chocolatée juste avant d'entrer en piste. Ce réflexe vous donnera la pêche pendant une demi-heure, puis vous vous sentirez fatiguée, et la fringale vous guettera dès la sortie du cours...

Après la séance, je mange quoi ?
Si vous avez mangé suffisamment avant votre séance, vous ne devriez pas souffrir de fringale après le cours. Privilégiez l'hydratation. Vous pouvez par exemple vous concocter un milk-shake léger composé de lait écrémé et de fruits frais. Apportez à votre repas une dose suffisante de protéines : œufs, poisson, viande. En effet, vos muscles ont travaillé, ils ont besoin de se nourrir.

Je ne surestime pas les effets du sport
Selon l'adage bien connu « J'ai couru 45 minutes, j'ai droit à trois pains au chocolat », vous avez tendance à vous autoriser un plongeon dans la viennoiserie sous prétexte que vous allez éliminer...
Mauvaise idée !
Voici quelques exemples qui devraient calmer vos ardeurs :
- si je fais 30 minutes d'aérobic, je consomme l'équivalent d'un croissant en énergie. Alors pour en éliminer trois, il faudrait que je fasse 1 heure 30 de sport à fond ;
- si je nage 30 minutes sans m'arrêter pour admirer les muscles du maître-nageur, je ne consomme même pas l'équivalent d'un croissant ;
- et pour brûler mes deux pains au chocolat, à part courir une heure à 12 km/heure, je vois pas...

Convaincue ?

Je ne les sous-estime pas non plus

Et voilà, vous êtes déjà en train de penser que le sport, « ça sert à rien », alors autant revendre ses baskets sur Le Bon Coin...
Mais si, le sport est utile à votre programme alimentaire ! Il est même primordial ! Nos muscles consomment plus de calories que notre gras. C'est pour ça que ces messieurs ont de la chance : plus ils sont musclés et plus ils mangent sans s'alourdir : normal, ils nourrissent leur masse musculaire. Alors si vous vous découragez, pensez fort au bonhomme Monsieur Propre avec ses bras moulés dans son tee-shirt Village People... Allez hop, toutes en baskets, nourrissons le muscle !

On a bien dit « sport »...

Comment dire... Ce n'est pas parce que vous allez à la boulangerie à pied que vous avez forcément le droit de reprendre trois fois des spaghettis à la carbonara... Le fait de « bouger », autrement dit d'aller faire ses courses au centre-ville à pied, c'est une activité normale ! Vous laissez votre voiture au garage, vous oubliez l'ascenseur pour faire fonctionner vos muscles. Bravo ! Cela vous aidera grandement dans votre programme alimentaire. Mais vos fringales ne peuvent pas être imputées à Médor, nouvellement adopté et que vous promenez autour du pâté de maisons chaque soir. Cette discipline n'existe pas aux JO !

Pour faire le plein d'énergie

Navarin d'agneau

Pour 2 personnes

- **Préparation 50 mn**
- **Cuisson 1 h 05**

Ingrédients :

- 400 g d'agneau (épaule)
- 2 cc d'huile
- 1 gros oignon
- 2 cc de farine
- 1 CS de concentré de tomates
- 1 bouquet garni (thym, laurier, poireau, céleri, persil)
- 4 gousses d'ail
- 4 petites pommes de terre (160 g)
- 4 petites carottes fanes nouvelles
- 4 navets nouveaux
- 8 petits oignons nouveaux
- 120 g de pois gourmands
- 80 g de fèves fraîches
- 50 g de crème à 15 %
- sel

Couper la viande en 12 cubes. Faire chauffer l'huile dans une sauteuse et y faire revenir l'agneau. Saler, poivrer. Ajouter le gros oignon finement émincé et laisser suer doucement à couvert pendant 3 à 4 minutes. Saupoudrer de farine. Laisser cuire pendant 1 minute avant d'ajouter le concentré de tomates. Mélanger et couvrir d'eau.

Porter à ébullition, ajouter le bouquet garni et l'ail écrasé. Couvrir et laisser frémir pendant 1 heure à feu doux ou au four préchauffé à 140 °C (th. 4-5).

Faire cuire séparément les légumes à la vapeur, environ 20 minutes pour les pommes de terre, 15 minutes pour les carottes, 10 minutes pour les navets, les oignons et les petits pois, 2 minutes pour les pois gourmands et les fèves.

Prélever les morceaux d'agneau à l'écumoire et les réserver au chaud. Filtrer la sauce, vérifier sa consistance et son assaisonnement. Ajouter la crème, donner un bouillon et mélanger aux légumes et à la viande. Servir aussitôt.

Effeuillez un peu de thym citron ou de sarriette et l'ajouter à la sauce juste avant de servir.

6. LE COUP DE BARRE DE 11 HEURES

11 heures. Je commence à me tortiller sur ma chaise de bureau : le « ding » des e-mails m'agace, les clients m'insupportent, et je me dis que je vais aller faire un coucou aux filles de la compta... parce que leur bureau est juste à côté de la machine à café et du distributeur de petites douceurs... SOS ! Je fais quoi pour recharger mes batteries sans passer par la case grignotage ?

J'essaie de comprendre pourquoi j'ai faim
Inutile de tenter de résister contre la faim : si vous ressentez des crampes dans l'estomac et que celles-ci persistent pendant que votre N+1 vous parle d'une possible évolution de poste, aucun doute, vous avez les crocs. Voici plusieurs raisons simples qui peuvent justifier votre faim.

- Vous habitez Melun Nord et vous travaillez à Paris. Pour ce faire, vous vous levez tous les jours à 5 heures et vous prenez votre petit déjeuner à 5 heures 30. Dans ce cas, à 11 heures du matin, cela fait déjà presque 6 heures que vous n'avez pas mangé.
  La solution : votre faim est totalement liée au tarif long trajet de votre pass Navigo : il va falloir prévoir un en-cas, et ce, avant 11 heures !

- Votre temps de transport est hypercourt, vous êtes une petite chanceuse. Du coup, vous vous levez à 8 heures pour être au bureau à... 8 heures 05. Vous enroulez un crayon dans vos cheveux pour faire genre « je suis une fille cool, c'est la coupe assortie à mes Kickers », et vous croquez rapidement une barre chocolatée (ou deux, ou trois)... sur le trajet.
  La solution : et si vous preniez un petit temps pour un petit déjeuner équilibré et un brushing ?! Vous éviteriez la barre chocolatée dès le matin, et la fringale de 11 heures.

- Le matin, vous n'avez « pas faim, et pas le temps ». Dans votre vie d'avant, il vous arrivait de manger des tartines. Mais aujourd'hui, les tartines ont été remplacées par l'habillage des enfants. Et comme vous n'avez pas faim et pas le temps, vous vous dites que ça fera toujours un repas de moins, donc des calories en moins, donc des kilos en moins. C'est un peu comme si vous rouliez en voiture sur la réserve et que vous vous disiez : « Je vais rouler jusqu'à la panne d'essence, comme ça, j'économiserai un plein. » Eh non !
  La solution : ce n'est pas parce que vous aurez sauté un repas que vous économiserez l'équivalent d'un repas, car vous allez vous rattraper. Alors, pressée ou pas, on prévoit un moment, chez soi ou au bureau, pour un petit déjeuner.

Je modifie mon petit déjeuner
Afin d'atténuer les coups de barre et les fringales vers 11 heures, il est important que votre petit déjeuner soit un repas complet, avec des céréales pour l'énergie, un laitage et/ou une protéine et un fruit. Ainsi, vous vous sentirez parfaitement calée pour « tenir », jusqu'à votre collation ou jusqu'au déjeuner.
Si, au contraire, votre petit déjeuner est uniquement composé d'une boisson chaude et d'aliments sucrés, vous aurez faim inéluctablement dès 10 heures.

Les idées

- Pour les céréales, vous pouvez varier les plaisirs avec des flocons d'avoine ou du muesli non sucré, des tartines de pain de seigle, de blé complet…
- Pour un bon apport en calcium, prévoyez un laitage maigre (du fromage blanc avec des fruits coupés, par exemple), et pour un petit déjeuner riche en protéines, pensez à un œuf dur ou une tranche de jambon blanc.
- Si vous êtes « bec sucré », vous pouvez conserver une petite douceur, comme une cuillerée à café ou deux de confiture, mais tartinez celle-ci sur une tranche de pain complet.

Je prévois un en-cas réconfortant

Si vous savez que vous avez tendance à avoir faim à 11 heures, notamment parce que vous prenez votre petit déjeuner très tôt, inutile de vous dire « C'est bon, je tiendrai le coup », car c'est le meilleur moyen pour craquer sur n'importe quoi.
Anticipez et prévoyez de quoi vous préparer un en-cas au bureau.
Vous pouvez facilement stocker des galettes de riz soufflé ou du pain de seigle tranché, une banane, une pomme, ou, si vous possédez un réfrigérateur, du fromage blanc, des yaourts.

Je n'ai pas faim au petit déj, pourquoi ?

Je suis stressée	Lorsque le réveil sonne, si vous n'avez qu'une demi-heure devant vous, ce n'est pas étonnant que vous n'ayez pas faim : le stress d'une matinée qui démarre sur les chapeaux de roue peut vous couper l'appétit. À cela, deux solutions : - vous réglez votre réveil une demi-heure plus tôt, vous prenez d'abord votre douche en laissant à votre organisme le temps de se réveiller, puis vous prenez votre petit déjeuner dans le calme... ; - si vous ne pouvez vraiment pas lâcher votre couette et que chaque minute de sommeil compte, prévoyez votre petit déjeuner la veille au soir et emportez de quoi vous sustenter sur votre lieu de travail, un peu plus tard.
J'ai trop mangé la veille	Il est possible que vos repas du soir soient trop copieux. Essayez de les alléger un peu au profit de votre petit déjeuner. Vous retrouverez peut-être l'appétit.
Je n'aime pas le café et les tartines	Il n'est écrit nulle part qu'un petit déjeuner doit forcément être composé de tartines et de café ! Essayez de composer un repas équilibré avec les aliments qui vous font plaisir. Le petit déjeuner est un repas comme un autre !

Pour être rassasiée jusqu'à midi

Gâteau de pain perdu

Pour 6 personnes

- **Préparation 10 mn**
- **Cuisson 20 mn**

Ingrédients :

- 200 g de pain un peu rassis (pain de la veille)
- 1/2 l de lait écrémé
- 2 pommes
- 2 cc d'édulcorant de cuisson en poudre
- 2 cc de beurre à 41 %
- 1 sachet de sucre vanillé

Préchauffer le four à 180 °C (th. 6). Couper le pain en petits morceaux dans une jatte, puis verser le lait dessus. Écraser le pain à la fourchette pour qu'il absorbe bien tout le lait.

Éplucher les pommes puis les couper en dés.
Les mettre dans le mélange pain et lait avec l'édulcorant.
Bien mélanger.

Beurrer 6 moules individuels avec la moitié du beurre fondu. Répartir la préparation dans les moules, saupoudrer de sucre vanillé, puis répartir le reste de beurre sur les moules. Enfourner pour 20 minutes environ (le dessus doit être légèrement caramélisé).
Déguster tiède ou froid.

7. LA FRINGALE DE 18 HEURES

18 heures. Heure fatidique du retour à la maison. Toute la journée, j'ai fait hypergaffe à ne pas (trop) manger, et je me suis battue avec un tableau Excel croisé dynamique. Seulement voilà. Quand je rentre chez moi, mon ado à frange fait la tête et le petit dernier hurle qu'il ne veut pas du hachis parmentier que je compte préparer (enfin, décongeler).

Résultat ? Impossible de résister au moelleux du Kinder® Pingui… vendu par trois… Avouez que le mélange tableau Excel-ado-caprice, ça ouvre l'appétit, non ? !

J'essaie de savoir si j'ai vraiment faim

Il se peut que, tout simplement, vous ayez faim à 18 ou 19 heures. Vous allez me dire que dans les maisons de retraite, c'est à cette heure-là qu'on dîne, et que vous n'y êtes pas encore. Oui, mais si vous avez déjeuné très tôt (ou pas du tout), si vous avez fait l'impasse sur votre goûter, avoir faim n'a rien d'étonnant ! Si c'est votre rythme, ne le contrariez pas et osez dîner tôt ! Et pour ne pas grignoter n'importe quoi en rentrant chez vous, prévoyez un repas déjà prêt à réchauffer très vite : une soupe, des pâtes, une tranche de jambon… Et comme vous aurez dîné tôt, vous aurez le temps de préparer le repas pour le lendemain soir.

Une autre solution

Vous trouvez que ce n'est pas très convivial, car votre mari rentre plus tard ? Alors accordez-vous au moins une demi-heure tranquille lorsque vous rentrez, et préparez-vous une collation très légère (par exemple, un potage pour vous réchauffer et vous apaiser). Vous pourrez dîner ensuite. Attention, cependant, à ne pas faire deux gros repas !

J'essaie de comprendre pourquoi j'ai « envie de manger »
Si cette envie de manger est irrégulière, alors que vous déjeunez normalement et que vous prévoyez une collation à 17 heures, elle est directement liée aux aléas de la journée. Plus les contrariétés sont nombreuses et plus la porte du frigo vous tend les bras. Et comme cela vous contrarie d'avoir « craqué », vous vous dites : « Après tout, foutu pour foutu, un peu plus ou un peu moins... », et vous attaquez le reblochon par la face nord, après avoir dégommé la mousse au chocolat.
À moins de vivre dans une boîte en plastique hermétique et de s'appeler Barbie (toujours souriante et bien coiffée), il y aura presque chaque jour une ouverture intempestive des placards et une tentative de réconfort dans un bain de chips.

J'identifie les lieux de tentation
Afin d'écarter peu à peu toute tentation liée aux fausses fringales, inutile de tenter le diable !

- On évite le bureau de Sabine à 18 heures, elle a toujours du chocolat à revendre. Mieux vaut passer papoter avec elle vers 10 heures du matin !
- On fuit le distributeur de friandises sur le quai de la gare. Pour l'éviter, on emporte toujours un en-cas dans son sac (une pomme par exemple) !
- On fait le ménage dans son propre tiroir, dans lequel il y a une grande boîte de biscuits, « pour les clients ». Et si on leur offrait plutôt des douceurs qu'on n'aime pas ?
- On vide son frigo et ses placards de tout ce qui est trop tentant et surtout trop facile à manger. Personne n'a jamais craqué pour une pomme de terre crue au fond du bac à légumes à 18 heures, mais pour des Apéricube®, si...

Modifiez l'organisation de votre journée

! Ne faites pas l'impasse sur le déjeuner et accordez-vous une pause à 16-17 heures pour une collation légère. Si votre faim paraît toujours présente, il se peut que cette sensation ne provienne pas uniquement du cri de votre estomac, mais plutôt d'une envie de manger qui s'apparente davantage à un besoin de réconfort, une façon de déstresser après une journée trop remplie.

Astuces pour évacuer le stress autrement qu'en mangeant

• Ne pas nier son stress

L'accepter, et surtout formuler le problème : « Je suis énervée parce que je vais devoir annuler mon week-end pour cause de voiture en panne », « Je suis exaspérée parce que je rentre et que la vaisselle n'est pas faite, alors que mon fils de 15 ans a passé l'après-midi à la maison. » Exprimez-vous, à haute voix ou en vous-même, mais formulez clairement ce qui vous trotte dans la tête.

• Parler ou écrire

Écrivez ce qui vous tracasse ou dites-le à quelqu'un. Appelez une amie, discutez avec votre fils. Le fait d'évacuer vos soucis est déjà un premier pas vers un mieux-être.

• Chercher des solutions positives

Vous avez formulé ce qui ne va pas, essayez de noter au moins une solution positive : ce ne sera pas facile, car on a souvent tendance à voir le verre à moitié vide. Un petit effort, vous devez trouver au moins un premier petit truc positif. Et si vraiment vous ne trouvez pas, apprenez à dire : « Là, vraiment, je n'y arrive pas. » Pas facile, mais c'est un petit pas de plus.

• Demander de l'aide

Si vous passez votre temps à faire des reproches aux autres, ils ne vous écouteront plus et cela entraînera une source de stress supplémentaire. En revanche, si vous demandez aux autres de vous aider, vous serez surprise du résultat. Un exemple avec votre fils : vous pouvez le gronder parce qu'il n'a pas rangé la cuisine, ou bien lui dire d'une voix plus posée : « Lorsque je rentre du travail, je suis débordée et j'ai besoin de ton aide. Veux-tu bien m'aider et faire la vaisselle ? » Essayez, vous verrez que la réaction sera différente.

L'en-cas à emporter

Biscuits aux amandes

Pour 60 biscuits

- **Préparation 10 mn**
- **Cuisson 5 mn**
- **Réfrigération 2 h**

Ingrédients :

- 250 g de farine
- 175 g de cassonade
- 1 œuf
- 1 cc de cannelle
- 1/2 cc de bicarbonate de soude
- 125 g de beurre salé
- 20 g d'amandes effilées

Préchauffer le four à 180 °C (th. 6) avec la grille placée en haut. Mettre la farine dans un saladier, faire un puits, y déposer la cassonade, l'œuf entier puis la cannelle et le bicarbonate. Faire fondre le beurre au four à micro-ondes et l'ajouter à la préparation précédente, mélanger le tout.

Faire 3 boudins de 15 cm de long, puis les mettre au frais, à durcir, pendant 2 heures.

Couper des rondelles de 5 mm d'épaisseur, les poser sur une plaque de cuisson. Déposer quelques amandes effilées sur le dessus et enfourner pour 5 minutes. Répéter l'opération 2 fois.

8. J'AI TOUJOURS FAIM QUAND ARRIVE LE DESSERT...

Faim, faim, c'est un bien grand mot... Je dirais plutôt que j'ai envie d'une note sucrée. J'ai essayé l'astuce du carré de chocolat avec le café, et ça a tellement bien marché que j'ai changé la sous-tasse : je prends une grande assiette, sur laquelle je pose directement la tablette entière, ça m'évite de me lever entre chaque carré.

Je ne m'interdis pas le dessert

Si vous êtes bec sucré, il est inutile de vous interdire totalement les desserts, vous tiendrez le coup une semaine, peut-être deux, puis vous craquerez et vous multiplierez les « journées n'importe quoi ».

Faites la liste des aliments dont vous aurez vraiment du mal à vous passer : pâte à tartiner, mille-feuille, chantilly, etc. Puis établissez un petit planning de plaisirs. Le lundi, vous savez que vous aurez droit à un nuage de crème chantilly sur votre café. Le mardi, ce sera deux cuillerées à café de pâte à tartiner au petit déjeuner. Proposez-vous un petit plaisir à ajouter à votre menu deux fois par semaine ! Ces petites douceurs vont vous permettre de réapprendre à consommer vos desserts préférés de façon raisonnable, mais sans vous en priver totalement pour autant.

Je réhabilite le gâteau du dimanche

Rien de plus déprimant que de gober à la sauvette un paquet de gâteaux debout devant son placard ! Passez plutôt à la boulangerie le dimanche matin, choisissez un dessert succulent et dégustez-le avec votre famille. Ou bien préparez un gâteau. Mais éliminez de vos étagères les biscuits sucrés chocolatés sans intérêt.

Mes aliments chouchous

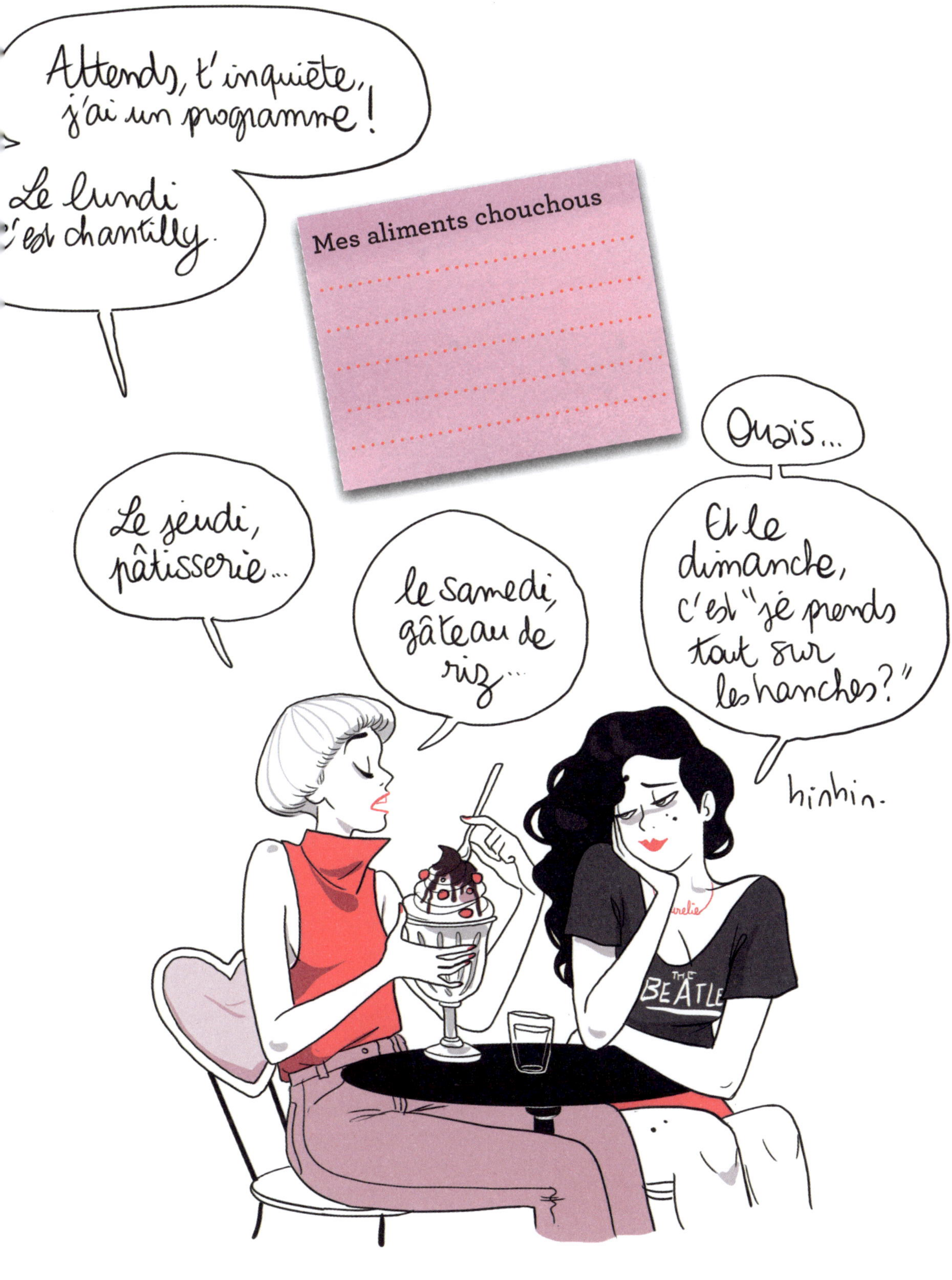
Attends, t'inquiète, j'ai un programme !
Le lundi 'est chantilly.
Le jeudi, pâtisserie...
le samedi, gâteau de riz...
Ouais...
Et le dimanche, c'est "je prends tout sur les hanches?"
hinhin.
THE BEATLE

Je trouve des astuces pour rassasier mes papilles

Le problème avec le carré de chocolat servi avec le café, c'est qu'il est un peu court. On a beau le savourer, il ne fait jamais que 1 cm carré. On voudrait plus ! Voici quelques astuces pour prolonger vos instants plaisir :

- choisissez un carré de chocolat très riche en cacao ;
- optez pour un sorbet : il est plus léger qu'une glace, et dans la mesure où il est froid, il est difficile de le manger très rapidement. Votre plaisir sera prolongé ;
- préparez-vous un café allongé, ou une chicorée, et ajoutez une demi-cuillerée à café de cacao maigre non sucré en poudre. Lorsqu'on boit chaud, on prend son temps, et la saveur chocolatée saupoudrée dans le café viendra s'ajouter à celle du fameux carré de chocolat ;
- assaisonnez vos salades de fruits avec de la cannelle et de la vanille ; la saveur des fruits sera rehaussée ;
- testez les notes sucrées qui se croquent - nougat, croquant provençal -, ils sont plus longs à déguster ;
- optez pour des boissons chaudes et parfumées en fin de repas : thé au chocolat, à la noisette, à la cannelle ; la sensation sera plus savoureuse ;
- au restaurant, préférez le café gourmand à la part de tiramisu ; la variété des petites bouchées proposées devrait suffire à contenter vos papilles ;
- dites oui à la crêpe au sucre : c'est un dessert léger et convivial.

Ne culpabilisez pas

! Ce n'est pas parce que vous avez repris deux fois de la mousse au chocolat chez belle-maman que votre programme alimentaire est un échec ! Reprenez simplement le cours de votre programme sans vous inquiéter. N'oubliez pas qu'un équilibre alimentaire se crée au quotidien, mais aussi sur l'ensemble des jours qui composent une semaine.

Et si vous allez chaque semaine chez belle-maman, parce que son fils n'a pas coupé le cordon, considérez que la mousse au chocolat de votre belle-mère représente le fameux gâteau du dimanche dont nous parlions plus haut. Si vous avez viré les petites douceurs de vos placards, pas d'inquiétude, ce n'est pas la visite chez belle-maman qui va mettre par terre votre perte de poids.

Un dessert léger mais ric

Glace à l'italienne e

Pour 1 personne

- **Préparation 15 mn**
- **Repos 2 h**

Ingrédients :

- 45 g de lait concentré demi-écrémé non sucré
- 130 g de fruits (poire, pêche, framboises...)
- édulcorant (facultatif)

Matériel :

1 mixeur qui broie les glaçons

Avant de commencer la prépa
concentré au congélateur, pui
épluché après l'avoir coupé en

Au moment de la dégustation,
dans le bol du mixeur avec le la
obtenir une crème et déguster aussitôt.

9. J'AI FAIM QUAND J'AI SAUTÉ UN REPAS

C'est trop injuste ! Je suis restée au bureau entre midi et deux pour boucler un dossier, je n'ai rien mangé de la journée, et voilà qu'à 18 heures, je plonge dans les crèmes dessert planquées dans le frigo. J'ai bien dit « les »... Ma copine Sabine me dit que pour elle, c'est pareil : plus elle évite de manger et plus elle grossit, alors que les minces partent se régaler à la cantine. C'est trop injuste...

J'ai sauté un repas pour pousser mon organisme à mincir
Mauvais choix ! La stratégie qui consiste à sauter des repas pour maigrir plus vite fatigue considérablement votre organisme. Vous allez au départ « tenir » le challenge, peut-être un ou deux jours, puis votre faim va reprendre le dessus. D'autre part, le fait de ne pas manger au déjeuner va vous pousser à grignoter plus tard. Vous aurez peut-être la sensation de ne pas avoir mangé puisque vous ne vous serez pas installée à une table. Pourtant, vous aurez en réalité consommé plus de calories qu'il n'y paraît : un carré de chocolat par-ci, un biscuit par-là, un morceau de fromage à 17 heures, et quelques tranches de saucisson pour colmater...
En outre, votre organisme va aussi s'habituer au fait que vous ne le nourrissez pas régulièrement. Il enregistrera que les périodes de jeûne peuvent durer 6 à 8 heures. Il devra donc s'adapter. Et pour s'adapter, il s'appliquera à bien stocker les graisses quand vous lui proposerez à manger.

Je n'ai pas sauté de repas, mais c'est tout comme

C'est bon, c'est bon, vous avez compris, promis vous ne sauterez plus de repas. Vous vous rendez donc à la cantine. Seulement voilà, c'est tellement ancré dans votre tête qu'en cessant de manger, vous allez maigrir plus vite, que vous ne jouez pas vraiment le jeu : avouez qu'un demi-pamplemousse accompagné d'une assiette de haricots verts vapeur, ce n'est pas franchement équilibré. Et vous refusez de très nombreux plats sous de très nombreux prétextes : « Je ne digère plus les pâtes à cause du gluten », « Non merci, pas de laitages, il y a trop de lactose, mon estomac ne le supporte plus », « Pas d'huile d'olive sur la salade, c'est trop gras, ça me pèse sur l'estomac tout l'après-midi », « Pas de steak, merci, après je vais dormir sur mon ordi »...

Petit test

Pour vous convaincre de changer positivement vos habitudes, à la cantine, placez-vous à une table stratégique d'où vous pourrez voir circuler les employés et leurs plateaux. Observez leur contenu. Tiens, c'est curieux, les personnes qui ont un poids équilibré ont souvent également un plateau équilibré...

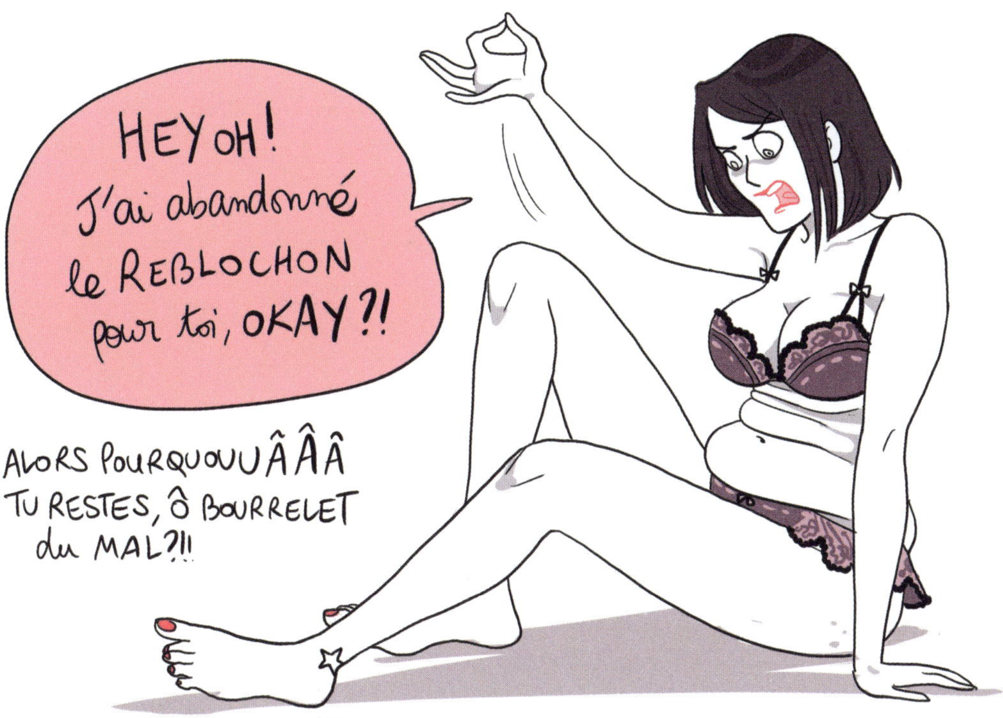
HEY OH ! J'ai abandonné le REBLOCHON pour toi, OKAY ?!
ALORS POURQUOUUÂÂÂ TU RESTES, Ô BOURRELET du MAL ?!!

Je n'ai pas voulu sauter de repas, mais mon boss a voulu

Pas le temps de déjeuner à cause d'un rythme totalement infernal ? Vous en avez parlé à votre boss et il est d'accord pour que vous preniez une pause plus longue. Seulement voilà, il vous faudra rester plus tard le soir pour participer aux réunions, et vous avez votre fils qui vous attend à la crèche. Donc, c'est bien gentil, toutes ces belles théories, mais concrètement, vous n'avez pas le temps de sortir déjeuner. Donc vous sautez le repas, donc vous foncez sur le réfrigérateur à 18 heures, ou sur le distributeur automatique de barres chocolatées sur le quai de la gare.

Alors on fait comment ?

On anticipe ! On sait que ce n'est pas la peine d'espérer une pause au restaurant ni même à la cantine. Pour cette option, on verra plus tard, quand les enfants seront plus grands. Par conséquent, on va s'organiser autrement.
On investit dans une petite timbale, aussi poétique que celle de Laura Ingalls dans *La Petite Maison dans la prairie*. Et la veille au soir, on prévoit un repas équilibré à déguster sur le pouce : une salade composée de riz complet, de morceaux de tomates et de dés de jambon, un yaourt et une pomme.

Astuce antiflemme pour la préparation de ma timbale

! Je fais cuire une grande quantité de pâtes, riz, pommes de terre, de façon à en avoir pour trois ou quatre jours. De la même manière, je fais cuire une grande quantité de légumes, et je n'aurai plus qu'à assaisonner.

Pour les protéines, j'alterne jambon, thon, surimi, ou tranche de viande froide si j'ai des restes du week-end ou du soir.

Recette légère pour le soir, si on a fait un écart dans son programme

Filets de rouget à l'orange et aux anchois

Pour 2 personnes

- **Préparation 10 mn**
- **Cuisson 12 mn**

Ingrédients :

- 1 orange
- 1 gousse d'ail
- 4 filets d'anchois à l'huile
- 1 petite courgette
- 2 carottes nouvelles
- 1 cc de fond de veau
- 3 CS de crème à 3 %
- 1 CS de persil haché
- 1 CS de parmesan
- 2 cc d'huile d'olive
- 1 jus de citron
- 4 filets de rouget (240 g)
- 2 brins de ciboulette
- sel et poivre du moulin

Trancher l'orange en deux, peler une moitié à vif, la couper en tranches puis en quartiers. Presser le jus de l'autre moitié. Peler et hacher l'ail, égoutter les anchois puis les couper en petits morceaux. Rincer la courgette et les carottes, les râper avec une grille à gros trous, les mettre dans une sauteuse antiadhésive et faire cuire 3 minutes, sans matière grasse et tout en remuant. Saupoudrer de fond de veau, ajouter la crème, le persil et le poivre, couvrir et laisser cuire 2 minutes de plus. Parsemer de parmesan, mélanger et réserver au chaud.

Faire chauffer l'huile dans une sauteuse antiadhésive, y faire revenir l'ail, les anchois et les quartiers d'orange pendant 1 minute, ajouter les filets de rouget et les faire cuire 1 minute de chaque côté. Déglacer avec le jus d'orange et le jus de citron, poivrer, couvrir et laisser mijoter 1 minute à feu doux.

Répartir les filets de poisson et la sauce dans deux assiettes de service. Ajouter une portion de légumes et décorer de ciboulette. Déguster bien chaud.

10. *J'AI FAIM QUAND J'AI MANGÉ SUR LE POUCE (PIZZA, SANDWICH...)*

Caroline Ingalls ne m'avait pas préparé ma timbale ce matin. Faut dire que je pensais que la réunion avec les clients japonais ne prendrait qu'une petite heure... Eh bien non ! Ils ont adoré ma prestation, et on a terminé à 14 heures 30... Donc Cyril est parti nous acheter des sandwichs... Comme la semaine dernière d'ailleurs. Et, tiens, comme lundi dernier aussi...

Va falloir briefer Cyril
Cyril, c'est un homme, en pleine force de l'âge. Et quand il achète des sandwichs, il ne fait pas dans le détail. Son critère : faut que ça cale et qu'on en ait pour son argent. Par conséquent, il nous rapporte toujours la formule pan-bagnat mayonnaise, brownie et canette de soda. La cata.
La prochaine fois que les Japonais plombent ma journée, promis, je change de stratégie : je peux opter pour un sandwich jambon-crudités, ou poulet-crudités, sans mayonnaise, une petite bouteille d'eau ou un soda *light*. Pour le dessert, ça sera une pomme. Et si j'ai oublié d'en apporter, j'opte pour un fromage blanc et coulis de fruits.

Va falloir briefer Caroline
On l'a déjà dit, mieux vaut apporter son repas plutôt que de manger n'importe quoi. Mais si ce n'était pas prévu, on fait comment ?
Eh bien; on a toujours dans son tiroir des pommes ou une compote (pour le dessert), une bouteille d'eau minérale, pétillante si on l'apprécie. On évite ainsi de cumuler un plat principal gras et peu équilibré avec un dessert ultra-sucré (et pas forcément très bon).

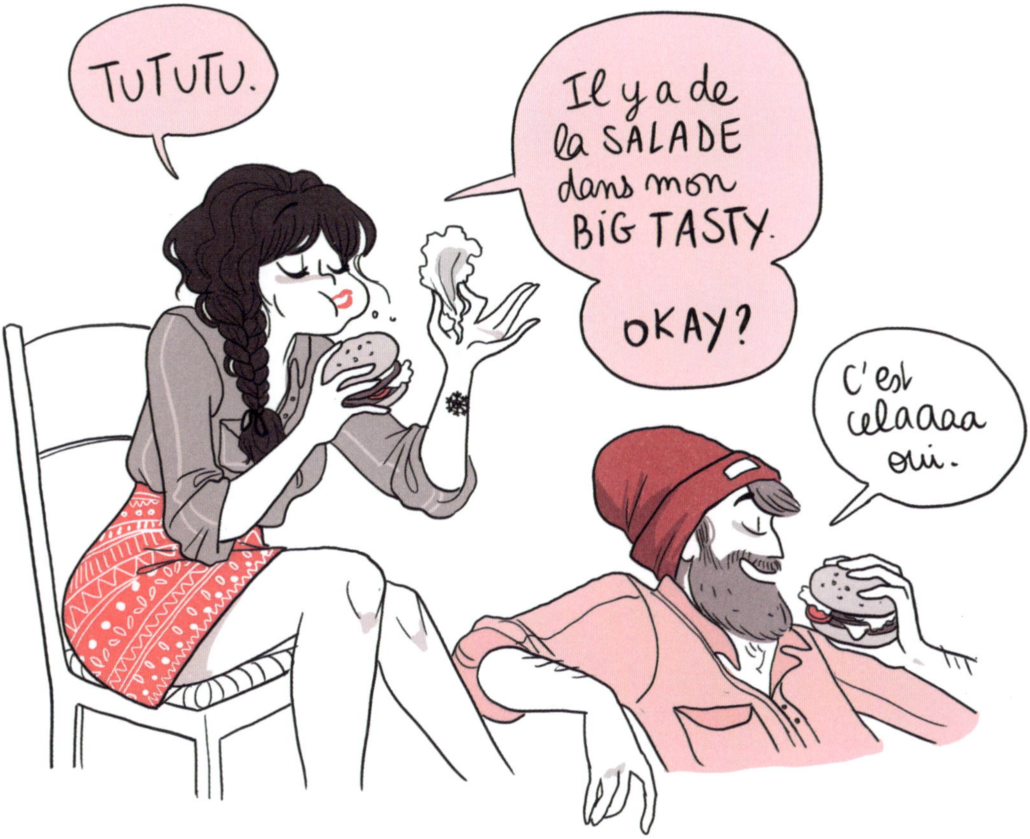
TUTUTU.
Il y a de la SALADE dans mon BIG TASTY.
OKAY?
C'est celaaaa oui.

Va falloir éviter la pizza le soir
Si, à midi, vous avez mangé de la *junk-food*, rééquilibrez votre journée en mangeant un peu de verdure le soir (ce n'est pas avec la rondelle de tomate transparente du Big Mac que vous aurez vos cinq fruits et légumes par jour). Privilégiez une bonne soupe, ou une assiette de légumes accompagnée d'une viande blanche ou d'un poisson.

Va falloir blinder le frigo de légumes à croquer
Lorsque vous rentrez chez vous, vous avez une faim de loup, et c'est normal. Le sandwich vite avalé est depuis longtemps digéré. Et la journée, qui n'avait pas très bien commencé question équilibre, se poursuit souvent sur la même voie : pas le temps d'attendre que la soupe mijote, vous avez déjà croqué dans la tablette de chocolat... Ne résistez pas à votre faim ! Mais optez plutôt pour quelques légumes à la croque : chou-fleur lavé et prêt à être dégusté, petits morceaux de carottes déjà taillés ou, plus simple, tomates cerises, radis, cœurs de palmiers en boîte. Constituez une petite sauce composée d'un yaourt assaisonné de ciboulette et de cumin, installez-vous confortablement et régalez-vous... Caroline Ingalls avait prévu le coup.

Restauration rapide : les bons choix

J'évite	- La pizza de la boulangerie. - Le gros hamburger du fast-food. - Les nuggets du fast-food. - La glace aux cacahuètes du fast-food. - Le sandwich triangle poulet-mayonnaise. (Et je me méfie des sandwichs riches en salade et légumes, en apparence très équilibrés, mais bourrés de sauce.)
Je préfère	- Une salade composée dans sa barquette (sans fromage ni lardons). Mais attention ! La sauce à part est extrêmement riche, donc j'assaisonne avec modération. Et j'accompagne ma salade d'un morceau de pain. - Un sandwich triangle tout simple jambon-chèvre. - Un sandwich tout simple jambon-beurre. Ça manque un peu de verdure, mais je me rattraperai le soir.

Ma soupe au bureau

! Afin de se sentir un peu plus réconfortée alors qu'on a mangé un sandwich pas franchement fameux, il est possible de glisser dans le tiroir de son bureau un petit bouillon ou une soupe tout prêts qui vous réchaufferont devant votre ordi. Mais attention, lisez attentivement la composition : légumes déshydratés, pourquoi pas, mais gare aux sucres ajoutés, ainsi qu'au glutamate, qui est un exhausteur de goût pas vraiment naturel. Certaines personnes peuvent d'ailleurs y être allergiques. Et, de retour chez vous, optez pour de vrais légumes du vrai marché de la vraie vie. C'est tellement meilleur !

À mettre dans sa lunch-box

Burger à l'indienne

Pour 2 personnes

- **Préparation 10 mn**
- **Cuisson 10 mn**

Ingrédients :

- 2 steaks hachés à 5 % de 100 g chacun
- 2 naans (pain indien) de 60 g chacun ou pains pita
- 1 petite scarole
- 1 tomate cœur-de-bœuf
- 2 CS de moutarde douce
- sel et poivre du moulin

Dans une poêle antiadhésive, cuire les steaks hachés 4 minutes de chaque côté, en les gardant rosés, les assaisonner et réserver. Réchauffer les naans au grille-pain 2 minutes.

Laver et essorer la scarole, laisser les feuilles entières. Rincer la tomate puis découper de grosses rondelles.

Faire le montage des burgers en mettant successivement un naan coupé en deux à la taille du steak, la moutarde, le steak, une feuille de scarole, une grosse rondelle de tomate et l'autre moitié du naan.

Déposer le burger sur un lit de feuilles de scarole et de rondelles de tomates.

11. *J'AI FAIM QUAND J'AI LE GOÛTER DES ENFANTS SOUS LE NEZ*

J'ai beau essayer, je ne ressemble pas à cette charmante dame de la publicité qui va chercher sa fille à l'école et qui la regarde déguster sa barre chocolatée avec un œil attendri. Chez moi, ça ne se passe pas du tout comme ça.

J'arrive à l'arrache à la sortie de l'école avec un paquet de gâteaux dans mon sac à main, je récupère les enfants, sur le trajet, je leur en jette un à l'arrière de la voiture et j'en croque un ou deux. Quand j'arrive à la maison, j'achève le paquet tout en allumant mon ordi et en demandant le silence pour finir mon dossier en télétravail. Bref, c'est pas du tout, mais alors pas du tout, comme dans la pub…

On respire !
Si votre goûter est pris dans le stress et à la va-vite, vous n'aurez pas une idée précise de ce que vous consommez et vous risquez de manger plus que ce que votre appétit aurait exigé. En outre, si vous mangez trop vite, vous consommerez de plus grandes quantités, puisque, on l'a vu, la satiété n'intervient qu'au bout d'une vingtaine de minutes.
Et puis vous donnez aussi de mauvaises habitudes à vos enfants. Le goûter est un vrai repas. Même s'il n'est composé que d'un biscuit et d'un fruit, on s'arrête et on savoure. Il serait donc préférable de ne pas placer le paquet de gâteaux dans votre sac à main, mais d'attendre la maison pour concocter un vrai goûter. Pas le temps ? Ce n'est pourtant pas si sûr qu'on en gagne tant que ça, à trop vouloir se dépêcher…

On fait une vraie pause

Pourquoi ? Parce que lorsqu'on ne consacre pas un réel temps d'écoute à son enfant à la sortie de l'école ou le soir, il va tenter par tous les moyens de vous déranger afin d'attirer votre attention. Ainsi, vous allez passer beaucoup de temps à le gronder tandis que vous tentez d'achever ce fameux dossier. Faites le test et vous verrez : consacrez-vous pleinement et pendant seulement un quart d'heure à votre enfant, puis expliquez-lui que vous avez besoin de temps pour finir votre travail.
Et parce que ne pas prendre le temps de goûter, c'est la porte ouverte aux grignotages. Si vous mangez vite et mal, votre sensation de faim ne sera pas apaisée. Alors on appuie sur la touche « off » pour une demi-heure.

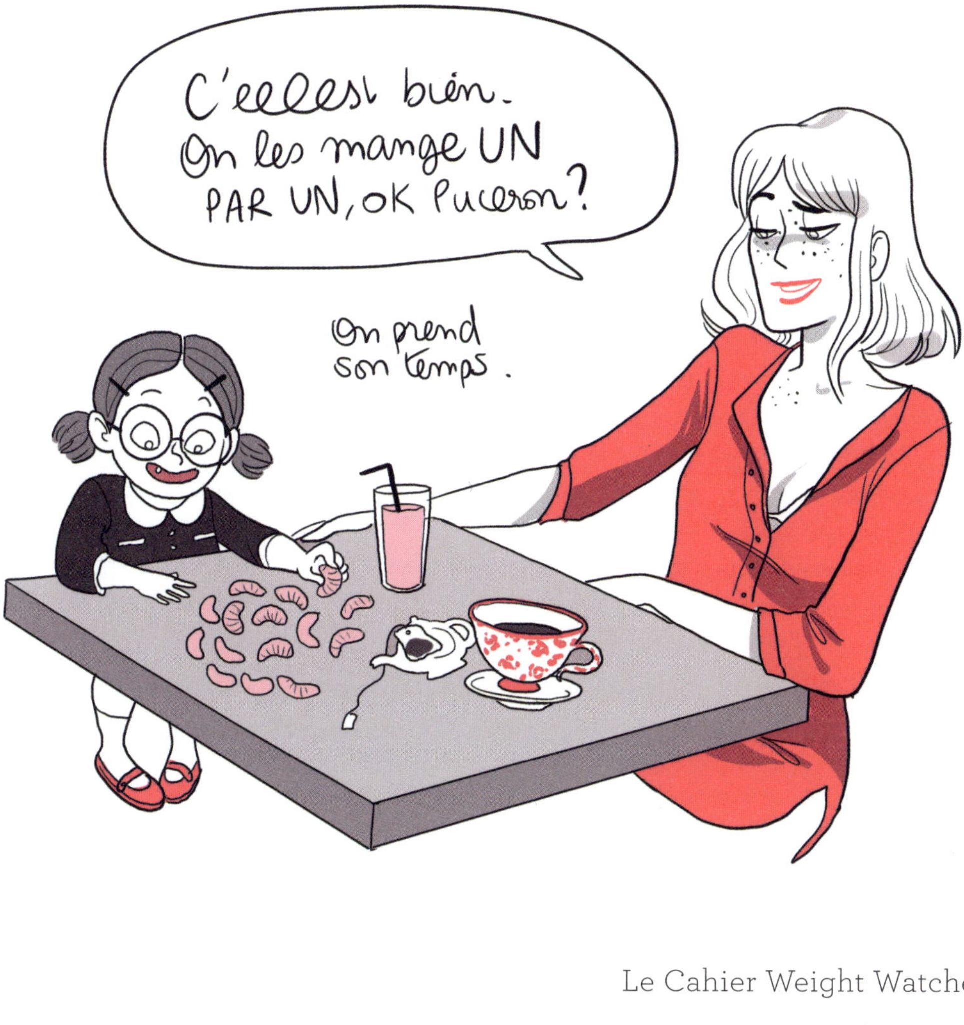
C'eeeest bien. On les mange UN PAR UN, OK Puceron ?
On prend son temps.

On varie les plaisirs
Initiez les enfants aux morceaux de fruits, aux produits laitiers, ça sera plus équilibré que le simple paquet de gâteaux et la briquette de jus de fruits. En été, privilégiez les fruits faciles à manger qui ne nécessitent pas d'épluchage afin que le goûter ne devienne pas pour vous une corvée : abricots, cerises et fraises peuvent trôner sur la table. En hiver, investissez dans un épluche-pomme et posez quelques rondelles de fruits sur le bord de l'assiette. Vous pouvez aussi proposer des bananes.

On évite le goûter supplice
Évidemment, si vous adorez les Délichoc® et que vous vous posez tous les jours un paquet entier de biscuits sous le nez, ça ne va pas bien se terminer, car votre faim ne sera plus raisonnable mais gourmande. Pour ne pas vous en priver pour autant, choisissez avec vos enfants un jour de la semaine (youpi, le vendredi, c'est Délichoc® party !), les enfants adorent ces petits rituels. Mais pour le reste de la semaine, proposez plutôt des tartines à vos enfants : le pain complet et la confiture constituent un excellent goûter, très rassasiant (non, on ne pique pas dans le pot de confiture sans la tartiner !), ou encore pain, beurre et chocolat râpé.

Pour mieux vous régaler, soignez la présentation !

Une étude a récemment montré que si l'on mange un yaourt sucré avec une toute petite cuillère, il semblera plus sucré, et si on le déguste avec une cuillère blanche, il paraîtra plus onctueux.

La présentation joue donc un rôle primordial dans le ressenti que nous avons face aux aliments. La vue peut influencer le goût, car tous nos sens sont en éveil. Il ne faut donc pas négliger la mise en scène du repas, elle est tout aussi importante que le contenu de l'assiette.

On s'hydrate
Prévoyez-vous une boisson chaude, cette pause sera plus réconfortante. Vous pourrez ensuite vous resservir un mug de thé ou de tisane tout en vous remettant au travail. Lorsqu'il fait chaud, vous pouvez mixer quelques fruits avec un peu de lait écrémé de façon à composer un smoothie. Mais évitez les sodas pour les enfants… et pour vous-même ! Et si vous avez encore soif, pensez à… l'eau !

Goûter amusant et léger

Cookies au cœur fondant

Pour 3 cookies

- **Préparation 5 mn**
- **Cuisson 4 mn**

Ingrédients :

- 15 g de matière grasse à 40 %
- 60 g de chocolat
- 1 œuf
- 10 g de sucre
- 10 g de farine

Préchauffer le four à 240 °C (th. 8).

Mettre la matière grasse dans un plat allant au four à micro-ondes. Casser le chocolat par-dessus et passer au four à micro-ondes pendant 40 secondes. Mélanger.

Battre l'œuf avec le sucre, ajouter le chocolat fondu, la farine et mélanger de nouveau. Verser la préparation dans des petits moules et faire cuire 4 minutes au four traditionnel.

Astuce

! Demandez aux enfants de s'asseoir, dressez une petite table (ça peut être rapide : par exemple, une belle nappe, des jolies tasses pour le thé, des gâteaux secs dans une sous-tasse, des serviettes en papier colorées) et faites une vraie pause avec eux.

12. *J'AI FAIM QUAND J'AI TROP BU LA VEILLE*

Hier soir, j'avoue, j'ai un peu forcé la dose. Il faut dire que c'était l'enterrement de vie de jeune fille de ma copine Josiane, qui, comme son nom l'indique, n'a plus 20 ans. Alors, quand c'est sur le super-tard, ça se fête, et plutôt deux fois qu'une ! Mais là, j'ai mal aux cheveux, et je me lève avec une faim que rien ne peut apaiser.

Des bulles, de l'alcool, et du gras sur mes fesses

Si l'aiguille de la balance penche vers la droite alors que vous avez fait la fête tout l'été, mais que vous n'avez « pas vraiment mangé », ce n'est pas très étonnant : eh oui, l'alcool nourrit… Il apporte ce qu'on appelle des « calories vides », qui vont se stocker directement dans les cellules graisseuses, et il ne vous nourrit pas de la meilleure façon qui soit, car le degré d'alcool fatigue votre foie et peut provoquer des hypoglycémies. Ce n'est pas un hasard si le foie devient peu à peu l'organe malade des personnes alcooliques, car il est mené à rude épreuve. Bon d'accord, vous n'en êtes pas là, mais la dose de sucre ingurgitée perturbe vos sensations de faim : « Dois-je manger ou pas ? » Vous avez faim tout en vous sentant un peu barbouillée…

Je remets les pendules à l'heure

Vous vous réveillez « dans le pâté » et vous ne savez plus trop où vous en êtes. Laissez à votre corps le temps de reprendre ses esprits. Préparez-vous une boisson chaude et légère, un thé vert, une tisane, et buvez-la à petites gorgées. Patientez une demi-heure, puis, si c'est l'heure de déjeuner, ne décalez pas tous les repas sous le prétexte que vous vous êtes levée très tard. Il est midi, passez à table normalement, quitte à faire un déjeuner ultraléger, mais ne sautez pas de repas. Ce serait le meilleur moyen d'accentuer cette sensation de faim et de nausée.

Je chouchoute mon foie

Vous l'avez déjà maltraité la veille, chouchoutez-le aujourd'hui ! Évitez les aliments trop gras et trop sucrés, adaptez les quantités à votre appétit, mais ne vous malmenez pas plus encore en jeûnant pour rattraper les dégâts de la veille. Et, surtout, hydratez-vous.

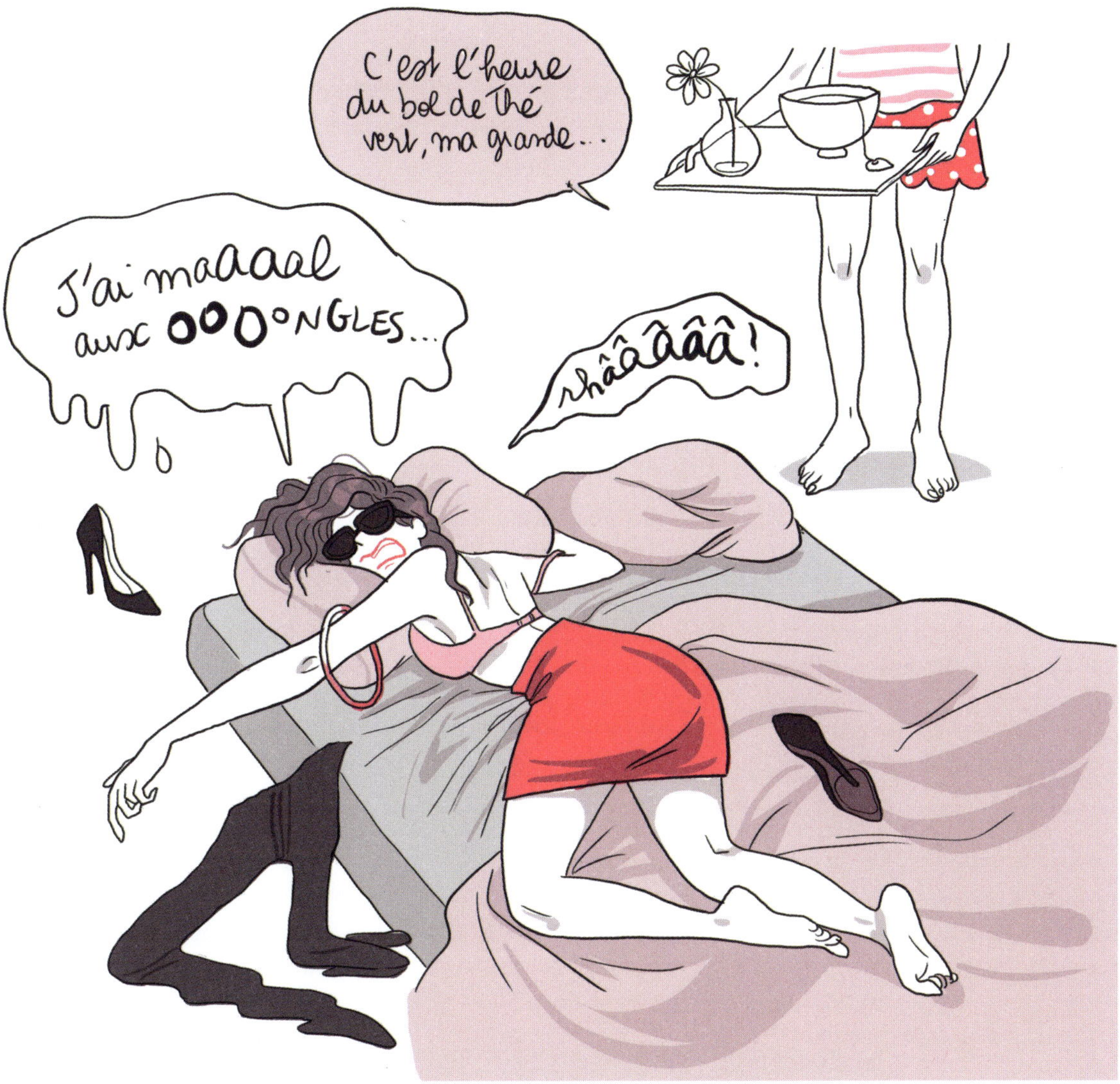
C'est l'heure du bol de thé vert, ma grande…
J'ai maaaal aux OOOongles…
rhâââââ !

Idées de boissons chaudes et apaisantes

- **La chicorée :** c'est la boisson de nos grands-mères ! Elle est dépourvue de caféine et facilite le transit.
- **Le tilleul :** on le connaît pour ses vertus calmantes et apaisantes, mais cette tisane est aussi un excellent digestif.
- **La menthe poivrée :** elle est savoureuse, rafraîchissante, et elle permet de calmer cette sensation de faim-nausée si désagréable. La menthe fraîche pousse partout, même sur un rebord de balcon. Ne vous en privez pas !

! Astuces pour boire avec modération

- Je conserve mon verre plein et je le sirote. Ainsi, on ne sera pas tenté de me resservir.
- Je compte mentalement ce que je consomme : deux bières, une coupe de champagne... Même si la soirée est longue, je sais parfaitement ce que j'ai bu.
- Je propose aux autres invités de les raccompagner : c'est un argument imparable pour dire stop à la consommation en excès.
- Je garde en mémoire que l'alcool (et le sucre qu'il contient) est un « aliment » : je ne me dis pas « qu'en buvant, je mangerai moins ». Je préfère boire avec modération et goûter aussi aux mets proposés.
- Je bois de l'eau entre deux verres d'alcool.

Recette rafraîchissante pour lendemains de fête

Salade de thon grillé

Pour 4 personnes

- **Préparation 20 mn**
- **Cuisson 5 mn**

Ingrédients :

- 240 g de thon (rouge ou albacore)
- 2 cc d'huile de sésame
- 25 g de cacahuètes
- 6 fruits de la passion
- 10 g de gingembre frais
- 4 cc de vinaigre de cidre
- 1 CS de sauce soja légère
- 1/2 grenade
- 1 petite papaye
- 1 oignon tige
- 100 g de jeunes pousses d'épinards
- 12 feuilles de menthe
- sel et poivre

Badigeonner le thon d'huile de sésame et réserver. Faire griller à sec les cacahuètes jusqu'à ce qu'elles soient légèrement colorées.

Ouvrir les fruits de la passion et récupérer la pulpe. Éplucher et râper le gingembre. Le mélanger avec le vinaigre, la sauce soja, le reste d'huile et 3 cuillerées d'eau.

Extraire les graines de grenade. Éplucher, vider la papaye et la découper en julienne. Émincer la tige d'oignon. Mélanger le tout avec les pousses d'épinards, la menthe grossièrement déchirée et la vinaigrette à la passion.

Faire griller le thon sur une poêle gril ou à la plancha bien chaude, environ 1 minute 30 par face, l'intérieur doit rester rosé. Saler, poivrer et découper en cubes, ajouter dans la salade et saupoudrer de cacahuètes. Servir aussitôt.

Vous pouvez remplacer la papaye par une mangue ferme, une belle carotte ou encore un petit concombre évidé.

Fausse faim et foie patraque

Après une « cuite » ou une soirée un peu trop arrosée, vous avez peut-être la sensation étrange d'avoir faim et envie de vomir en même temps. Votre organisme vous envoie en réalité un message, il dit : « Stop aux excès ! »

13. *J'AI FAIM QUAND C'EST L'APÉRO ET QUE LE DÎNER TARDE À VENIR*

Le pitch : vous sortez du bureau à 19 heures 30 et vous êtes invitée à 20 heures chez Patrick et Nora…

Vous courez pour prendre le bus et, dans l'ascenseur, vous troquez vos chaussures tout confort contre des Louboutin à semelle rouge et talon aiguille. Un peu de rouge à lèvres, et vous sonnez à la porte métamorphosée, mais totalement sur les rotules. La suite ? On vous fait passer les cacahuètes, les chips, re-les cacahuètes, re-les chips. Depuis la cuisine, un doux parfum de tarte flotte. La faim vous envahit. Vous vous affalez sur le canapé parce que les Louboutin, c'est bien, mais surtout confortable quand on est assise. Et vous achevez le plateau d'amuse-gueules.

L'apéro a lieu à Paris (ou à New York, chère amie…)
À Paris, il ne viendrait à l'idée de personne d'inviter ses convives à 18 heures 45 pour un apéro. C'est 21 heures ou rien. Mais qui, après une journée de travail de 12 heures, est capable de ne pas avoir faim à une heure pareille ? Et quand on sait qu'on ne passera pas à table avant 22 heures, c'est pire. On rêve d'une bonne soupe et de sa couette. Mais là, tout de suite, dans le salon blindé de monde, il n'est pas possible de crier : « À table ! » Alors que fait-on ? Eh bien, on mange ce qu'on nous sert, c'est-à-dire généralement du gras et du sel…

Comment éviter le pire ? La réponse est toute simple : manger. Mais manger avant l'apéro. Prévoir un en-cas suffisamment conséquent pour éviter de grignoter toute la soirée. Il peut être composé d'un œuf dur ou d'une tranche de jambon, d'un bol de flocons d'avoine ou d'une tranche de pain de seigle légèrement beurrée, ou tout simplement d'un fruit. Donc, dans son sac à main, on glisse un en-cas entre le maquillage et les Louboutin.

L'apéro a lieu chez Josiane

Chez Josiane, on n'est pas sur la Cinquième Avenue à New York. Chez Josiane, on ose inviter ses amis à 19 heures. Rue des Glycines, lotissement A, on ne fait pas tant de chichis, comme les Parisiens. Mais chez Josiane, c'est le paradis de la *junk-food*: l'apéro est systématiquement composé de chips « goût » bacon ou « saveur » barbecue, de cacahuètes et de saucisses apéritives. Quant aux boissons, elles sont soit alcoolisées, soit très sucrées. Difficile d'obtenir une carafe d'eau. C'est pas gagné...

Comment éviter le pire ?

- Étant donné que j'ai prévu une pause collation avant de venir, je suis déjà moins tentée: même si l'apéro a lieu à 19 heures, je prévois un en-cas.
- J'essaie de repérer les aliments les plus simples: je préfère une poignée de pistaches à décortiquer aux cacahuètes, car le décortiquage va prendre du temps. Je mange lentement et je compte ce que je prends: une poignée, deux poignées...
- Je ne me sers pas forcément à chaque passage des ramequins, et j'y vais mollo sur les quantités.
- Je ne prends pas les chips à pleines mains: c'est pas poli et c'est pas élégant, et en plus, c'est pas du tout accordé à mes Louboutin.
- J'évite de rester collée au buffet: d'abord, je risque de tacher ma robe, et ensuite, les verrines qui dégoulinent et les tartines de tarama qu'on doit gober d'un coup pour éviter de s'en mettre partout, c'est tout sauf raffiné quand on les mange. Vous avez déjà vu Grace Kelly avec deux boules de petits-fours sous les joues genre Tic et Tac ? Non ? Alors on fait comme elle. Si ça ne rentre pas dans la bouche, on évite.

C'est riche !

- 30 cacahuètes (25 g) = 3 cuillerées à café d'huile.
- 2 poignées de chips (25 g) = 1,5 cuillerée à café d'huile.
- Biscuits apéritifs (20 g) = 2 sucres ou 1,5 cuillerée à café d'huile.

L'apéro a lieu chez vous
Lorsque l'apéro a lieu chez moi, tout est plus facile. D'abord, j'invite mes convives plus tôt. Tout le monde est content de ne pas se coucher tard, et je rebaptise l'événement « apéritif dînatoioioire », histoire que ça ait l'air branché pour les Parisiens qui auraient hésité à venir. Du coup, j'ai déjà beaucoup moins faim, puisqu'à 20 heures 30, on est à table, et à 23 heures, au lit! Ensuite, je ne suis pas obligée de servir des chips et des cacahuètes. J'essaie d'être plus originale et de proposer un buffet très coloré, riche en fruits et légumes: brochettes de dés de jambon et de tomates cerises, légumes à la croque (chou-fleur, carottes, concombre) avec une sauce légère au yaourt.
Et enfin, à la place des cacahuètes, je propose des saveurs plus légères et plus originales: graines de courge torréfiées, graines de tournesol à décortiquer (ça leur rappellera leurs années collège), pop-corn salé maison.

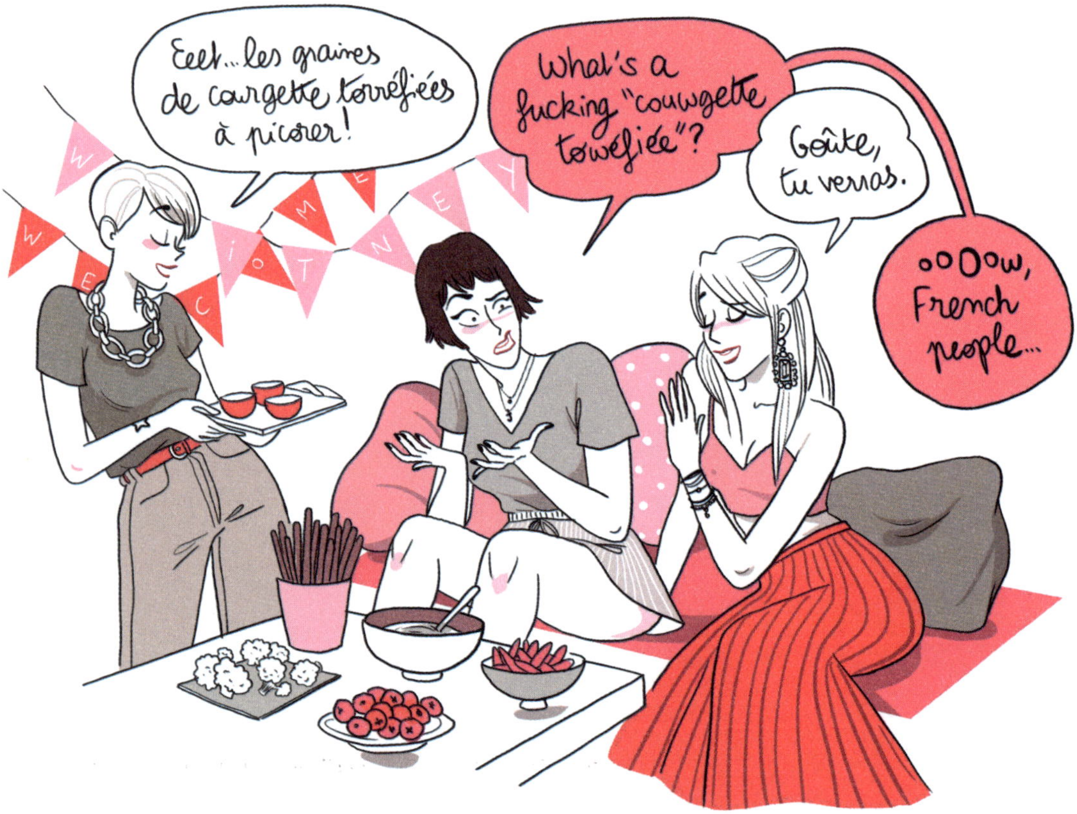
Eeet... les graines de courgette torréfiées à picorer!
What's a fucking "couwgette towéfiée"?
Goûte, tu verras.
ooOow, French people...
WELCOME

Petits-fours légers à faire circuler

Pop surprises

Pour 4 personnes

• Préparation 20 mn

• Cuisson 5 mn

Ingrédients :

- 4 noix
- 3 CS de chapelure
- 5 CS d'herbes aromatiques (cerfeuil, ciboulette, persil, estragon)
- 4 CS d'épices (paprika, curry...)
- 6 champignons de Paris (150 g)
- 150 g de jambon de volaille
- 4 portions de fromage fondu allégé (à l'emmental ou au bleu)
- sel et poivre

Torréfier les noix, les hacher grossièrement et mélanger avec 1 CS de chapelure. Hacher finement les herbes aromatiques.

Mixer sans excès les champignons avec le jambon, puis ajouter le fromage, le reste de chapelure et bien mélanger. Saler et poivrer au goût, puis former 12 boules. En enrober 4 de mélange aux noix, 4 d'herbes et 4 d'épices. Enfoncer des piques et réserver au froid jusqu'au service.

Les présenter alignés, la tête en bas dans un plat rectangulaire.

Vous pouvez remplacer le fromage fondu par 3 portions de fromage frais à 0 %, nature ou aux herbes.

14. J'AI FAIM QUAND JE NE SUIS PAS SATISFAITE DE CE QUE J'AI MANGÉ

À midi, à la cantine, c'était coquillettes ramollies et steak semelle. Je n'ai presque rien mangé, tellement c'était mauvais. Du coup, je n'ai pas dit non quand ma collègue m'a proposé une barre de chocolat. Mais c'était du mauvais chocolat. Donc, en arrivant chez moi, j'ai sombré dans le paquet de céréales des enfants, franchement pas très bon. Je me déteste.

On n'assaisonne pas un mauvais repas avec une sauce à la culpabilité
Vous vous étiez levée ce matin le cœur rempli de bonnes résolutions. Vous souhaitez vous nourrir de façon équilibrée, tout en vous faisant plaisir. Vous parvenez depuis quelques jours à un rythme de croisière qui vous satisfait, et voilà que *patatras!* la cantine a tout fichu par terre.
Lorsqu'un repas n'est pas satisfaisant d'un point de vue gustatif, on ressent une envie de manger qui n'est pas forcément une faim véritable, mais qui est tenace. Étant donné qu'on n'est pas à la maison, impossible de compenser avec un vrai bon repas avant le soir. C'est pourquoi on a tendance à continuer sur sa mauvaise lancée, car on se dit: « Après tout, fichu pour fichu, aujourd'hui je mange mal. »
La culpabilité surajoutée à un mauvais repas nous pousse en réalité à manger encore plus mal. Alors prenez le taureau par les cornes et arrêtez de sortir le fouet pour quelques coquillettes trop cuites. On va essayer de faire en sorte que ça ne se reproduise pas!

On anticipe

Les menus des restaurants d'entreprise sont très souvent affichés. N'hésitez pas à les consulter au début de la semaine : comme vous connaissez les talents du cuisinier, vous pouvez facilement deviner les menus qui seront peu satisfaisants. Pour ces journées, pourquoi ne pas plutôt apporter votre propre repas ?
Lorsque vous poussez votre plateau à la cantine, il est aussi possible d'anticiper : aujourd'hui, c'est coquillettes mollies dans l'huile, aussi, optez plutôt pour un taboulé en entrée, ou tout simplement un morceau de pain, ce qui composera votre portion de féculents, et ne prenez que des haricots verts pour accompagner la viande. L'équilibre de votre menu peut se répartir sur l'ensemble des plats qui vous sont proposés.

On prévoit toujours de quoi se sentir rassasiée

Dans le réfrigérateur de votre entreprise, ainsi que dans les placards de votre bureau, ayez toujours de quoi vous faire plaisir, mais aussi de quoi rééquilibrer votre menu : le dessert proposé est vraiment trop riche et, en plus, il n'est pas bon. La chantilly industrielle, très peu pour vous. Qu'à cela ne tienne, ne prenez pas de dessert !
Mais de retour au bureau, dégustez un bon yaourt ou un fromage blanc.

EXEMPLES D'ALIMENTS QUE VOUS POUVEZ FACILEMENT STOCKER

- Yaourts nature pour remplacer un mauvais dessert.
- Fromage blanc en portions individuelles.
- Surimi, jambon blanc, une boîte de thon pour les protéines, si vous n'avez pas pu manger la viande.
- Du pain complet tranché ou des wasas, si les féculents laissaient à désirer.
- Des pommes.
- Des tomates pour composer une entrée (elles sont faciles à découper).
- Du sel, du poivre, du vinaigre et de l'huile d'olive.

Et si on prenait soin de soi ?

De retour chez vous, prenez la situation avec optimisme et bonne humeur. Oui, vous avez vraiment mal mangé et ça vous a gâché une partie de l'après-midi. Mais ce n'est pas une raison pour continuer dans cette voie ! Au contraire, préparez-vous votre plat préféré et faites-vous réellement plaisir !

Essayez de prendre le contre-pied de ce que vous avez détesté manger. Les pâtes baignaient dans l'huile ? Préparez de délicieuses tagliatelles *al dente* avec un filet d'huile d'olive et une sauce tomate maison. Le steak était immangeable ? Passez à la boucherie pour vous offrir un morceau ultratendre de viande de Salers, que vous servirez avec des haricots verts assaisonnés d'un filet d'huile de noisette.

Et si on pensait à autre chose ?

! Le repas de midi était vraiment mauvais et, par conséquent, vous avez grignoté tout l'après-midi… Ça, c'est fait. Mais les journées se suivent et ne se ressemblent pas ! Aujourd'hui, ce n'était pas un grand jour en matière de gastronomie, voilà tout. Alors, pour achever la soirée en beauté, pourquoi ne pas aller au cinéma voir un bon film plutôt que de rester plantée devant la porte béante du frigo ? Vous serez ainsi certaine de ne pas aggraver la situation. Vous ne pouvez pas sortir parce que bébé dort ? Téléphonez à une amie, téléchargez un bon film… bref, essayez de faire en sorte que votre soirée ne soit pas uniquement centrée sur le dîner et la nourriture.

Ma recette préférée
Hachis parmentier

Pour 4 personnes
- **Préparation 40 mn**
- **Cuisson 1 h 10**

Ingrédients :
- 450 g de pommes de terre
- 20 cl de lait écrémé
- 1 pincée de noix muscade
- 1 oignon
- 1 carotte
- 1 cc d'huile
- 400 g de bœuf haché à 5 % de matière grasse
- 1 cc de fond de veau déshydraté
- 1 bouquet garni
- 2,5 CS de chapelure
- 4 cc de margarine végétale à 60 %
- sel et poivre

Éplucher les pommes de terre et les couper en gros cubes. Les mettre dans une casserole et couvrir d'eau froide salée. Porter à ébullition, puis réduire le feu et laisser frémir pendant 20 à 30 minutes. Vérifier la cuisson des pommes de terre (un couteau doit les traverser). Les passer au presse-purée et mélanger avec le lait bouillant sans trop travailler. Saler, poivrer et ajouter la noix muscade.

En même temps, peler et émincer l'oignon et la carotte. Les faire suer avec l'huile 5 minutes à couvert, ajouter la viande et la faire revenir. Saler, poivrer. Émietter la viande en déposant de petits tas sur une spatule et en les grattant avec une fourchette. Verser 8 cl d'eau, le fond de veau, mélanger puis ajouter le bouquet garni. Porter à ébullition puis couvrir et laisser mijoter pendant 20 minutes.

Préchauffer le four à 200 °C (th. 6-7). Déposer le hachis dans un plat à gratin, couvrir de purée, parsemer de parcelles de chapelure et de margarine. Faire cuire pendant 20 minutes jusqu'à une légère coloration.

Vous pouvez ajouter 2 gousses d'ail écrasées et 1 feuille de laurier dans l'eau de cuisson des pommes de terre pour les aromatiser.

15. *J'AI FAIM QUAND J'OUVRE LA PORTE DU FRIGO...*

Je suis là, tranquille, avec ma tasse de thé... J'ai beau essayer de penser à autre chose, je sais que je vais finir par ouvrir cette maudite porte pour y piocher une rondelle de saucisson, une truffe au chocolat... Bref, tout ce qui s'attrape, se croque et s'avale debout. Je fais comment pour résister ?

J'éradique l'île de la tentation

C'est un principe marketing bien connu : vous avez sans doute remarqué que les bonbons sont toujours placés à la caisse des supermarchés, et de préférence sur des présentoirs plutôt bas, à la hauteur du regard des enfants. Jusque-là, ils n'avaient pas eu envie d'une petite douceur...

Nous ne sommes pas si différentes des petits enfants à la caisse du magasin. Vous passez beaucoup de temps dans votre cuisine, et si votre réfrigérateur est rempli de tentations, votre faim de plaisir va être décuplée, car, au fond de vous, une petite voix vous dit : « Allez, ouvre la porte, il y a tout ce que tu préfères. » Par conséquent, si on aime « trop » ces fameux Apéricube®, on évite d'en remplir son frigo.

J'évite les petites portions et petites bouchées

Rien de pire que les miniportions à emporter partout : miniportions de fromage, mini-yaourts à boire, etc. Elles s'attrapent facilement et se mangent si vite qu'on en oublie de les comptabiliser avec les aliments consommés chaque jour. Et pourtant, ces grignotages pèsent lourd sur la balance à la fin de la journée.

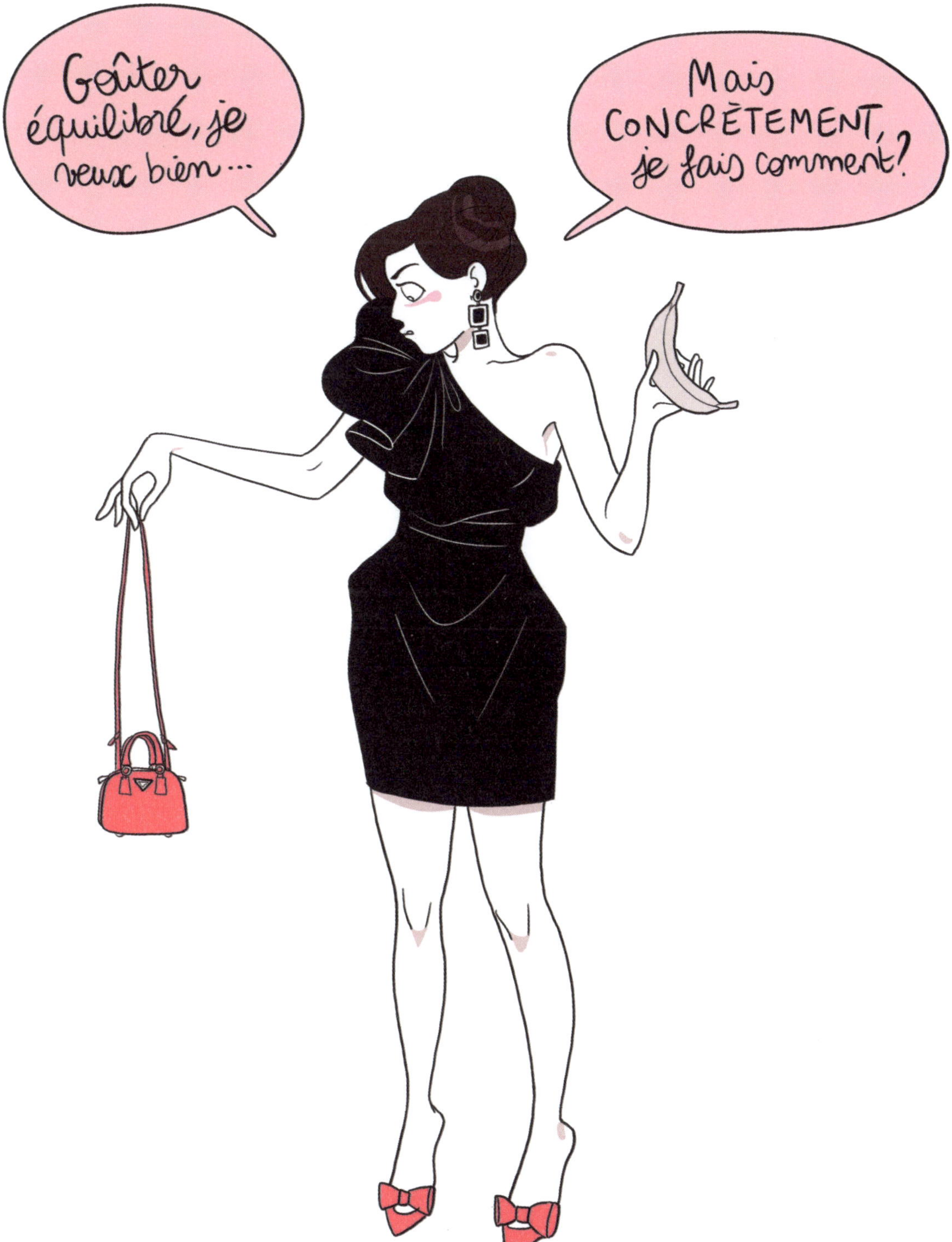
Goûter équilibré, je veux bien...
Mais CONCRÈTEMENT, je fais comment ?

Équilibré et rapide !

- Je stocke du fromage blanc, des yaourts, des fruits, du surimi et du jambon blanc.
- Je peux aussi préparer et laver du chou-fleur et des carottes afin de les déguster avec une petite sauce au yaourt.
- Et je peux également toujours avoir une portion de soupe maison sous la main, afin de me réchauffer et de me réconforter, ou bien faire cuire des œufs durs « au cas où », afin de ne pas être tentée par les biscuits du placard.

Je ne fais pas de stocks pour tenir un siège
Entre le pot géant de pâte à tartiner – que je n'achète plus, parce qu'à chaque fois je le termine en une soirée – et la forêt de brocolis qui dépasse de tous les rayons, il y a un juste milieu. Je peux, par exemple, acheter « de quoi constituer une mousse au chocolat » si j'ai envie d'une note chocolatée. Mais j'évite la crème dessert toute prête au format familial et le liégeois industriel par pack de 12.

Je prévois de quoi préparer un snack équilibré et rapide si j'ai faim
Si mon réfrigérateur est rempli de carottes à éplucher, de salade à laver et de tranches de viande crue, c'est sûr, je vais être moins tentée. Mais je fais comment si j'ai faim et que je ne peux vraiment pas attendre l'heure du repas ? Il est important de prévoir de quoi se constituer une collation rapide et équilibrée en cas d'urgence.

Je mets en avant ce qui n'est pas tentant
Je place le gigot à cuire au premier plan et la mousse au chocolat derrière : il vaut mieux qu'elle ne soit pas trop facilement accessible. C'est la fameuse théorie de la langouste : si, dans mon frigo, je dois ranger une bûche de Noël crémeuse et meringuée, et une langouste vivante qui attend sa condamnation à mort en bougeant ses antennes, eh bien, je place la langouste devant et la bûche derrière. Sûr, ça va me couper l'appétit.

Avec ce qui traîne dans mon frigo
Crêpes au yaourt

Pour 4 personnes / 8 crêpes

- **Préparation 15 mn**
- **Repos 30 mn**
- **Cuisson 16 mn**

Ingrédients :

- 120 g de farine
- 4 cc de sucre en poudre (20 g)
- 1 œuf moyen
- 25 cl de lait écrémé
- 2 g de vanille liquide
- 4 cc de beurre à 41 %
- 16 vaporisations d'huile en spray
- 8 cc de confiture d'orange
- 2 pots de yaourt nature brassé à 0 %
- sel

Tamiser la farine, le sucre et une pincée de sel. Verser dans un saladier, creuser un puits, casser l'œuf et mélanger en versant le lait peu à peu. Incorporer la vanille et le beurre fondu. Laisser reposer 30 minutes.

Chauffer une poêle antiadhésive de 18 cm de diamètre. Donner 2 vaporisations d'huile en spray, verser une petite louche de pâte dans la poêle bien chaude, saisir la crêpe, puis la retourner et cuire 1 minute. Réaliser ainsi 8 crêpes. Dans un bol, mélanger la confiture et les yaourts. Garnir au fur et à mesure les crêpes avec ce mélange.

Vous pouvez accompagner d'une coupelle de fruits détaillés en dés (mangue, kiwi...).

Règle d'or...

! ... à laquelle j'essaie de ne pas déroger : je mange assise avec un couteau, une fourchette et une assiette. J'ai faim, j'assume : je mange, et je ne dis pas à mon entourage « Je ne comprends pas, je n'ai pourtant rien mangé » (de visible, puisque je ne me suis pas assise... et que j'ai grignoté devant la porte du frigo).

16. *J'AI FAIM À LA VUE D'UN MON CHÉRI® QUI ME FAIT SALIVER*

Il y a des études ultra-sérieuses qui montrent que certaines femmes placent à un niveau de nirvana égal un câlin avec Brad Pitt (ou un Brad Pitt local de substitution en cas de non-disponibilité de l'original) et la dégustation d'une bouchée chocolatée fondante.

J'ai mené mon enquête, et à la question : « Aimez-vous le chocolat ? », les personnes interrogées (Sophie, Christine, Nora, moi...) ont toutes répondu « oui ». Et à la question subsidiaire : « Seriez-vous capable de fracasser votre placard cadenassé pour un carré de chocolat ? », la réponse a encore été « oui ». Ce n'est plus de la faim, c'est de l'amouououour !

Chocolatum mangeratum not diabolicum !
Quelle est cette nouvelle religion qui diabolise à ce point un truc aussi bon ? Saviez-vous que se faire plaisir en mangeant favorise la sécrétion d'ocytocine, une hormone qui nous permet de nous sentir apaisées, détendues ? C'est cette même hormone qui apaise bébé lorsqu'une maman l'allaite... C'est le nirvana, et on voudrait s'en priver ?

On a bien dit *chocolatum* : méfiez-vous des imitations !
On trouve dans le commerce une myriade de produits « chocolatés », ou encore « goût chocolat ». Et lorsqu'on regarde la composition de plus près, on s'aperçoit que ceux-ci sont en grande partie composés de sucre. Quant au chocolat, il est présent dans la liste des ingrédients, mais il n'occupe pas la première place, loin de là.

Par ailleurs, ces friandises chocolatées sont bien plus riches que le cacao ou le chocolat noir corsé.
Alors on ne se prive pas, mais si on aime le chocolat, on déguste du pur, du vrai !

Pour info...

- Dans un Nuts®, la poudre de cacao arrive en... 12e position, loin derrière le sucre et les graisses végétales.
- Dans un Snikers®, le sucre est en 1re position, et le cacao en 6e place...

Que faire quand j'ai faim de chocolat ?
Eh bien j'en mange ! Mais, vous l'aurez compris, si vous avez envie de chocolat, mangez du chocolat, du vrai, du corsé, celui qui ne vous laisse pas un arrière-goût de sucre dans la bouche ; choisissez le meilleur, et lisez attentivement les étiquettes. Vos papilles seront satisfaites, et vous pourrez vous régaler tout en légèreté !

Que faire si je suis choco-addict ?!
Rien à faire : je ne sais pas m'arrêter. Tant qu'il y en a, j'en mange. Alors j'en achète. Mais une tablette suffit, et on fait marcher le petit commerce local en se réapprovisionnant régulièrement. On évite le lot type « pack de 10 tablettes en promo à l'hyper », parce que ça risque de vous faire tourner la tête.
Ensuite, on a toujours à portée de main du cacao en poudre non sucré. Celui que nos grands-mères conservaient des années dans leurs placards pour nous concocter un chocolat viennois tellement onctueux qu'on avait l'impression d'être à Vienne au temps de Sissi et on rêvait que Frantz allait nous demander en mariage...

Savez-vous lire une liste d'ingrédients ?

La législation impose au fabricant d'indiquer la liste des composants par ordre d'importance : par exemple, s'il est indiqué « sucre, huile végétale, cacao », cela signifie qu'il y a avant tout du sucre, car le cacao n'apparaît qu'en troisième position. C'est, par exemple, le cas de la pâte à tartiner : la quantité de cacao est très faible par rapport à la quantité d'huile ou de sucres.

Grâce au cacao, je peux apaiser une faim de chocolat en toute légèreté

En effet, une cuillerée à soupe de cacao amer, ce n'est pas plus calorique qu'un carré de chocolat noir ! Or une pointe de cacao suffit souvent pour offrir un dessert gourmand et onctueux.
Voici quelques idées :

- je saupoudre une pointe de cacao sur des quartiers de poire ;
- j'agrémente mon café avec une pincée de cacao ;
- j'ajoute un peu de cacao dans le lait écrémé de mes flocons d'avoine.

Évitez de rajouter du sucre. Au départ, cela peut paraître un peu déroutant, mais la saveur du cacao va se marier agréablement avec le café, la saveur du fruit... et vous retrouverez peu à peu cette sensation agréable et chocolatée qui vous réconforte tant.
Vous pouvez également ajouter un peu de cannelle ou de fleur d'oranger afin de relever le parfum du chocolat.

Astuce

! Si je fais réchauffer un peu de lait écrémé avec du cacao pur, une pointe de Maïzena® et un soupçon de cannelle, j'obtiens une boisson chaude réconfortante, non sucrée et légère.

Et si je n'apprécie pas le lait, je peux faire de même en mêlant un peu de chicorée avec une pointe de cacao non sucré.

Pour assouvir ma faim de chocolat
Gâteau au chocolat

Pour 10 personnes

- **Préparation 10 mn**
- **Cuisson 6 mn**

Ingrédients :

- 100 g de chocolat
- 50 g de beurre
- 60 g de farine
- 40 g de sucre
- 1/2 sachet de levure
- 100 ml de crème liquide à 5 %
- 2 petits œufs

Faire fondre le chocolat avec le beurre au four à micro-ondes pendant 2 minutes (puissance 750 W).

Dans un récipient, mélanger la farine, le sucre et la levure. Ajouter la crème liquide et les œufs, puis le chocolat et le beurre fondu. Bien mélanger cette pâte.

Verser la préparation dans un moule adapté au four à micro-ondes et faire cuire 4 minutes (puissance 750 W).

Des épices !

! Je n'hésite pas non plus à miser sur les saveurs épicées : cardamome, clou de girofle...

En Inde, les femmes préparent par exemple un thé délicieux et extrêmement relevé assaisonné d'une pointe de lait et de massala. Ces saveurs particulièrement fortes peuvent vous aider à apaiser vos papilles en manque de chocolat !

17. J'AI FAIM QUAND LE FROMAGE ME TEND LES BRAS

Il me tend les bras quand j'ouvre le réfrigérateur. Ou à la fin du repas, lorsque le plateau gorgé des richesses de l'Auvergne passe sous mon nez, ou quand je débarrasse la table et que je coupe à la sauvette une petite lichette de camembert… Allez, juste la petite coulure pour la route, histoire d'égaliser avec la croûte…

En réalité, c'est le fromage qui provoque ma faim, et non ma faim qui demande du fromage !

J'évite de grignoter du fromage

D'accord, j'évite de grignoter tout court. Mais j'évite tout particulièrement de grignoter du fromage. Pourquoi ? Parce qu'on peut tourner le camembert, le roquefort, le cantal dans tous les sens, le fromage, c'est gras et c'est riche. Oui, mais c'est bon… Oui, mais c'est riche. Alors, sans s'en priver pour autant, on évite de le voler par petits bouts à la sauvette dans l'embrasure du réfrigérateur. Parce que, tel un Rapetou pris la main dans le sac, on est capable de nier notre forfait et de se resservir une double part au moment du dessert…

Je ne mange pas de fromage sans pain

D'abord parce que c'est bien meilleur avec un bon pain complet, ça rehausse les saveurs, tous les amateurs de fromage vous le diront. Ensuite parce qu'on va savourer notre plaisir plus longtemps : un morceau de morbier tout seul, c'est vite gobé, vite mâché, et on a bien envie de se resservir… Avec un morceau de pain, cela constitue une fin de repas, ou un en-cas plutôt consistant.

Je me sers des petites portions

Une portion raisonnable, c'est environ une portion de 30 g (1/8e de camembert). C'est assez pour savourer un bon morceau de fromage sans se priver. Et comme on ne va pas se mettre à peser son fromage à chaque fois que le plateau se pointe sous notre nez, on visualise deux portions triangulaires de Vache qui rit®… empilées, car ces triangles sont assez plats… c'est-à-dire beaucoup moins épais qu'un camembert de bonne famille. Compris ? Alors on déguste, mais on révise sa géométrie des triangles pour ne pas abuser du fromage.

Je soigne la présentation

Une belle assiette, ou une assiette tout court, ça change du roquefort « à même la boîte à ouverture facile ». Un peu de salade verte, une tranche de pain, un joli couteau, et surtout, une juste portion de fromage sur ladite assiette… le fameux triangle de gourmandise.

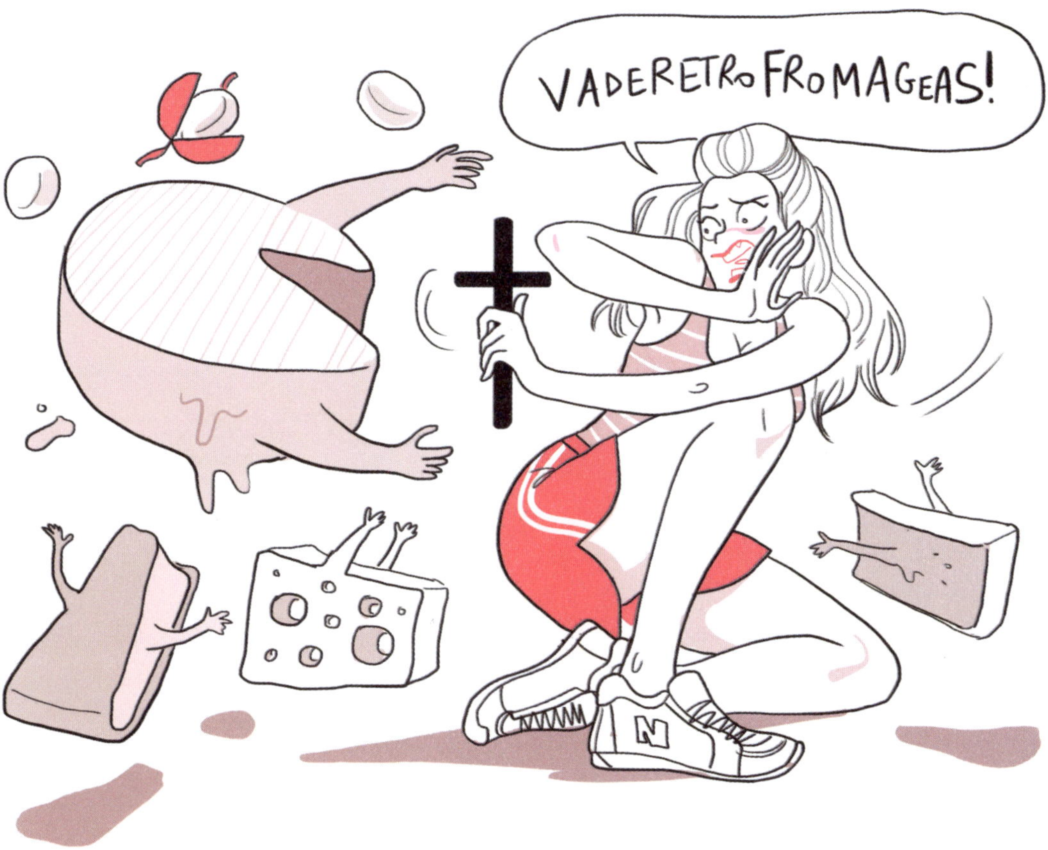

Je redonne au fromage ses lettres de noblesse

Lorsqu'il trône au centre de l'assiette, le fromage redevient l'acteur principal de notre repas : un cantal au lait cru, un roquefort affiné, ça se savoure.
En revanche, lorsqu'on découpe à la va-vite des morceaux de gruyère bon marché dans une salade composée, il n'est pas certain qu'on assouvisse notre envie de fromage. On fait surtout grimper les calories de ladite salade, sans nous apporter beaucoup de plaisir par ailleurs.
Pour alléger notre repas, on peut tout à fait réaliser une salade composée savoureuse sans utiliser de fromage, en découpant des petits morceaux de cornichons, des câpres, des tomates séchées et des dés de jambon. Et on s'offre une vraie portion de fromage pour accompagner notre repas, avec une belle tranche de pain.

Astuce

Si j'ai vraiment du mal à me passer de fromage dans mes assaisonnements, je peux utiliser la râpe plutôt que le couteau : quelques copeaux de parmesan peuvent apporter autant de saveur que de gros morceaux de gruyère grossièrement débités.

C'EST RICHE !

- Le fromage de chèvre frais est moins calorique qu'un crottin de fromage de chèvre sec.
- Si je mange 4 portions de fromage et 2 tranches de pain blanc, ce sera aussi calorique qu'une salade de tomates en entrée, suivie d'un filet de poisson accompagné de riz et de haricots verts, et je pourrai encore m'offrir un fruit frais en dessert.
- Deux petites cuillerées à café d'emmental râpé, c'est aussi riche qu'une cuillerée à soupe de grana padano (parmesan).
- Une portion de mozzarella ajoutée dans une salade est 8 fois plus riche qu'une portion de roquefort à tartiner…

Saveur fromage (les calories en moins)

Tarte au fromage

Pour 4 personnes

- **Préparation 5 mn**
- **Cuisson 45 mn**

Ingrédients :

- 4 feuilles de brick
- 3 œufs entiers
- 100 g de gruyère râpé allégé
- 20 cl de crème semi-épaisse à 4 %
- 100 ml de lait écrémé
- sel et poivre

Préchauffer le four à 175 °C (th. 5-6).

Déposer, sur une plaque à tarte, 4 feuilles de brick superposées en prenant soin d'humidifier entre chaque feuille.

Dans un récipient, battre 3 œufs entiers, ajouter le gruyère râpé, la crème et le lait. Saler, poivrer. Bien mélanger et verser cet appareil sur le fond de tarte. Enfourner pour 45 minutes. Servir chaud.

Vous pouvez accompagner de salade.

Astuce

! En famille, je peux réaliser de jolies assiettes pour chacun des convives et ainsi éviter de poser le plateau de fromages sur la table. Ça m'évitera « d'égaliser la croûte du saint-nectaire »...

18. *J'AI FAIM QUAND JE CUISINE*

Il paraît que pour mincir, il vaut mieux se mettre à cuisiner... C'est sûr que les plats tout prêts, c'est pas top. Mais alors, comment vous faites, vous, pour préparer une mousse au chocolat sans lécher le plat ? Perso, ça me paraît aussi difficile que de ne pas craquer sur un sac Darel en soldes, quand on passe devant la vitrine tous les jours...

Je ne cuisine pas le ventre vide !

Le mauvais plan : il est 18 heures, je rentre du travail l'estomac dans les talons, je suis crevée, stressée, j'ai passé une demi-heure dans l'autobus à respirer les aisselles de mon voisin et, de retour chez moi, j'enchaîne direct avec la préparation du repas, parce que c'est décidé, je vais mincir, et c'est décidé aussi, je vais utiliser ma cuisine, et pas uniquement le four à micro-ondes. Je sors les casseroles, le beurre (juste une noix dans les pâtes)... Oh, y'a un bout de pain qui traîne, je sors le fromage (parce qu'il est meilleur quand on le sort à l'avance)... Il y a encore un bout de pain qui traîne. Je sors le chocolat pour tenter un petit dessert, et c'est fou ce qu'il en reste dans la casserole, quand on le fait fondre. Bref, c'est la cata. Je sais... J'ai mangé tout en cuisinant, une demi-baguette de pain, un quart de motte de beurre, et pour le chocolat, franchement je ne sais pas, parce que, pour reconstituer un carré quand il est fondu, c'est pas hyperfacile... Re-bref, cuisiner à 18 heures, c'est le mauvais plan.

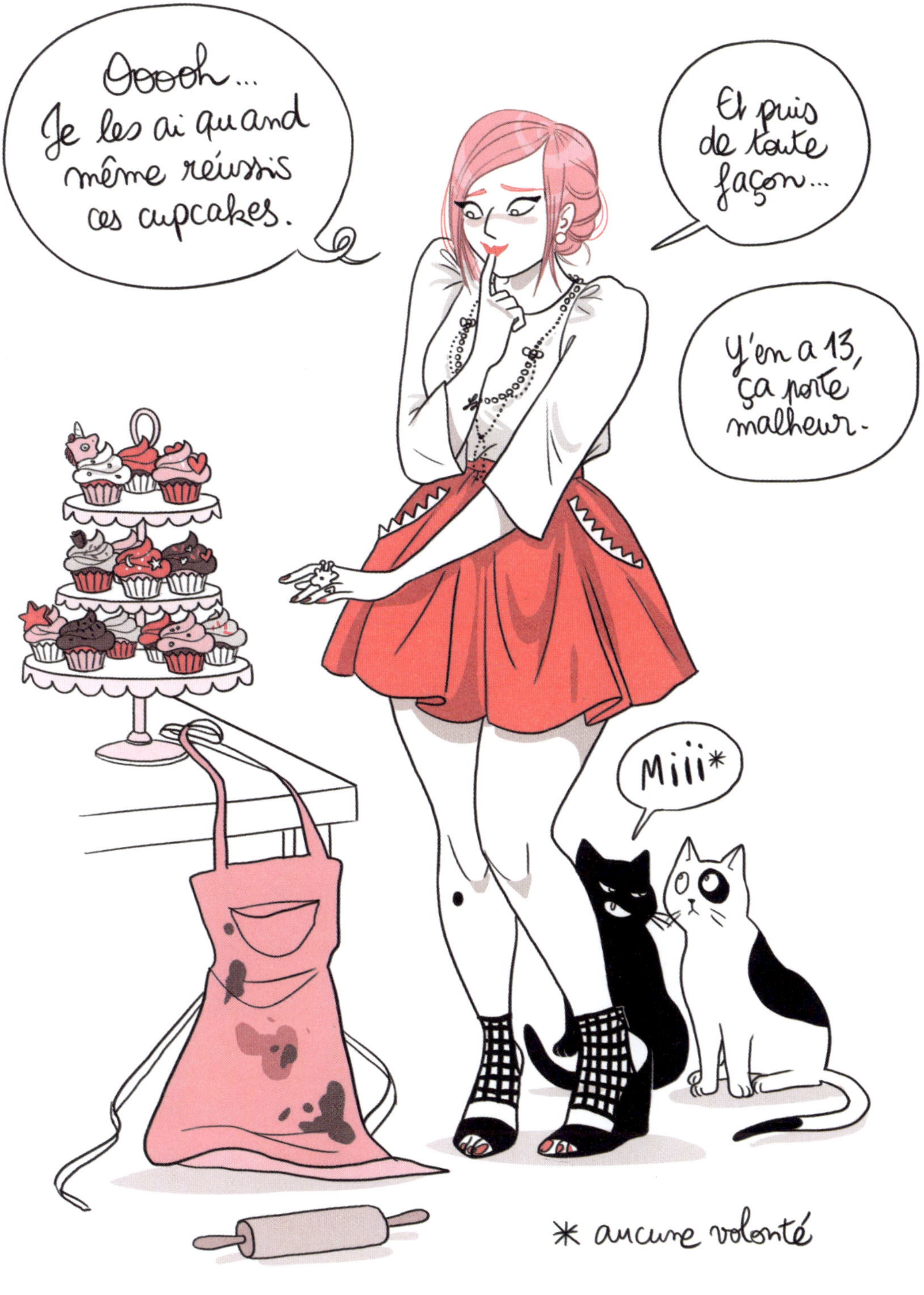
Ooooh... Je les ai quand même réussis ces cupcakes.
Et puis de toute façon...
Y'en a 13, ça porte malheur.
Miii*
* aucune volonté

Le bon plan : cuisiner le ventre plein ! Autrement dit, après le repas. Et qu'est-ce qu'on mange au repas, me demanderez-vous ? Eh bien, ce qui aura été cuisiné la veille au soir, après le repas. C'est une question d'organisation, mais ça change tout.

Le mode d'emploi ? Vous avez eu une journée stressante, et en plus vous êtes restée coincée dans le bus, vous vous rappelez ?... sous les aisselles de votre voisin. Donc, vous rentrez chez vous stressée, fatiguée, vous avez faim, et franchement, vous n'avez aucune envie de « faire à bouffer ». Mais comme vous avez tout prévu, vous n'avez plus qu'à allumer le four et attendre tranquillement que votre repas se réchauffe. Détendez-vous, envoyez valser vos escarpins, déboutonnez votre tailleur, tout va bien. Après un repas pris dans le calme, après vous être reposée, vous pouvez vous lancer le ventre plein dans la préparation du repas du lendemain. Et comme vous n'avez pas les crocs, votre estomac ne crie pas au supplice lorsque vous débitez le chocolat en petits morceaux.

Je cuisine en famille le plus souvent possible

Lorsqu'on cuisine à plusieurs, la tentation est moins grande de croquer et de dévorer tout ce qui passe entre nos mains, car le regard de l'autre nous rappelle ce que souvent nous ne voulons pas trop voir : oui, goûter à tout, c'est grignoter, et grignoter, c'est manger, qu'on le veuille ou non.

Et si j'ai vraiment envie de goûter...

C'est bien gentil tout ça, mais je suis certaine que je ne vais pas tenir le rythme, et je vais craquer, même l'estomac plein. Dans ce cas, ne présumons pas de nos forces et ne nous voilons pas la face. D'accord, je goûte. Mais je dépose sur une assiette toutes les portions que je souhaite goûter : autrement dit, je ne lèche pas la casserole du chocolat avec les doigts, je verse la quantité que je vais déguster dans un petit bol. Cela équivaut à une tasse entière de chocolat ? J'en prends bonne note, et lorsque je passe à table, j'ai conscience que j'ai déjà consommé l'équivalent d'un dessert *avant* le repas.

Parce que les courgettes en rondelles, j'ai moins envie d'y goûter que les œufs à la neige…

Courgettes farcies aux champignons

Pour 4 personnes

- **Préparation 25 mn**
- **Cuisson 20 mn**

Ingrédients :

- 4 courgettes
- 90 g de boulgour
- 20 cl de lait écrémé
- 2 cc de margarine
- 2 échalotes
- 4 tranches de bacon
- 250 g de champignons de Paris
- 1 cc de persil
- 1 cc de paprika
- 1 pincée de cannelle en poudre
- sel et poivre

Préchauffer le four à 200 °C (th. 6-7).

Faire cuire à la vapeur les courgettes coupées en deux dans le sens de la longueur. Les creuser une fois qu'elles sont cuites et garder la chair. Cuire le boulgour dans le lait bouillant salé pendant 10 minutes.

Faire revenir à la poêle les échalotes dans la margarine. Couper le bacon en morceaux et l'y ajouter. Mettre ensuite les champignons émincés dans la poêle jusqu'à ce qu'ils rendent leur eau.

Dans un saladier, mélanger la chair des courgettes, le contenu de la poêle, le boulgour, le persil, le paprika, la cannelle, le sel et le poivre. Farcir les demi-courgettes et enfourner pour quelques minutes.

Vous pouvez remplacer les courgettes par des artichauts.

Astuce toute simple

! Plus on cuisine de légumes frais, moins on est tenté de goûter ce qu'on prépare. Pourquoi ? Parce que l'aubergine crue n'a rien de très attirant, et je ne vous parle pas du chou et de la salade sans assaisonnement !

19. *J'AI FAIM QUAND JE TRAVAILLE DE NUIT*

Plus jeune, vous partiez danser en discothèque toute la nuit, vous croisiez Régine au Palace et vous rentriez avec le premier métro, vers 5 heures du mat'. Ensuite, vous dormiez jusqu'à 16 heures et vous ne compreniez pas comment les gens faisaient pour aller se coucher à 22 heures 30 après un film et un bol de soupe...

Mais depuis que vous avez réussi votre concours d'infirmière et que vous bossez tous les soirs aux urgences, bizarrement, vous trouvez les *afters* beaucoup moins *fun*. En plus, vous avez pris un kilo par mois au cours de la première année. Et comme vous ne pouvez pas vous mettre à bouger votre corps sur la piste de danse à l'accueil de l'hôpital, vous vous demandez comment éviter de finir en mode baleine lorsque vous aurez dix ans de nuits blanches dans les pattes.

Quand manger ?
Les études s'accordent sur le fait qu'il est recommandé d'éviter de manger la nuit, parce que nous ne sommes ni des chouettes, ni des rongeurs... et que notre métabolisme se met en mode veille lorsque nous dormons. Seulement voilà, quand on travaille de nuit, on a besoin d'énergie, et on ne peut pas se permettre de dormir jusqu'à 16 heures, parce qu'on a une famille et une vie le jour. Donc, on mange deux fois plus : on grignote la nuit et on ajoute les repas « normaux » de la journée. Bien entendu, il est impossible de conserver un rythme identique aux autres, et l'entourage peut le comprendre. Vous devez adapter votre programme alimentaire afin de ne pas voir s'accumuler les kilos.

Bien entendu, le timing peut différer selon l'heure du départ, l'appétit et le type de travail, mais l'idée générale reste la même : on évite de grignoter tout au long du jour et de la nuit, et on conserve un maximum de quatre repas.

Prenons l'exemple d'une personne qui prend son service vers 21 heures et qui l'achève vers 6 heures du matin. Ensuite, elle va se coucher et dort jusqu'à l'heure du déjeuner, pour enchaîner avec une journée presque normale. Selon son appétit, elle pourrait répartir les différents repas comme suit :

- **un dîner vers 20 heures**, le plus tard possible avant de prendre son service ;
- **une collation vers 3 ou 4 heures du matin**, aussi consistante qu'un petit déjeuner ;
- au moment de rentrer chez elle, une douche, une boisson chaude, mais pas de collation juste avant de se mettre au lit ;
- le repas suivant serait **le déjeuner, vers midi** ;
- puis suivrait **une collation-goûter vers 16 ou 17 heures.**

Pour les jours de pause

Lorsque je ne travaille pas de nuit, je rétablis un rythme de repas normal et je n'oublie pas de prévoir deux collations (une le matin, une l'après-midi) afin que mon organisme ne soit pas trop déboussolé et conserve ses quatre repas par journée.

Que manger ?

Le repas du soir est particulièrement important, puisque, contrairement aux personnes qui travaillent le jour, vous commencez votre journée de travail. Il faut alors éviter de faire l'impasse sur un apport en féculents (pâtes complètes, riz complet ou semi-complet) pour bien démarrer « la journée » et se sentir rassasiée jusqu'à la collation. En outre, il est souvent assez difficile de cuisiner des pâtes sur son lieu de travail, on pourra emporter plus facilement des tranches de pain. Il en est de même pour les légumes : cuisinez-les pour le soir, car sur votre lieu de travail, ce sera plus difficile de se faire un petit sauté d'aubergines !

Pour la collation de la nuit, vous pourrez emporter des protéines (jambon, viande froide, œufs durs), du pain de seigle et une boisson chaude, ou une soupe avec un yaourt et un fruit pour la note sucrée. Vous pouvez aussi avoir avec vous des pommes ou une brique de soupe. Si vous avez envie d'une note sucrée, vous pouvez compléter avec une tartine de confiture (en prenant garde cependant à ne pas multiplier les tranches de pain). La confiture en petites portions (comme à l'hôtel) est idéale pour le transport, et cela vous évitera de plonger toute cuillère dehors dans le pot.

De retour chez vous, à l'aube, évitez de manger juste avant d'aller vous coucher (« qui dort dîne ») et préférez vous hydrater avec une tisane ou un thé rouge sans théine : le rooibos est une écorce d'arbre africain appelé « thé rouge », mais il est totalement dénué de théine, il n'empêche donc pas de dormir. Il est un peu plus savoureux qu'une camomille !

Pour ma collation nocturne...

J'évite	• Le jambon cru • Le salami • La cuillerée à soupe de mayonnaise
Je préfère	• Le jambon blanc dégraissé : 2 fois moins calorique ! • La viande des Grisons : 100 g sont 2 fois moins riches que 50 g de salami ! • La cuillerée à soupe de ketchup : 3 fois moins riche !

Recette du soir spéciale travail de nuit

Salade piémontaise

Pour 1 personne

- **Préparation 15 mn**
- **Cuisson 15 mn**
- **Repos 1 h**

Ingrédients :

- 1 œuf moyen
- 1 pomme de terre (100 g)
- 1 CS d'eau
- 2 tomates grappe
- 1 cc de moutarde
- 1 petit-suisse à 0 %
- 1 bâtonnet de surimi
- 2 cornichons
- 1 cc d'estragon ciselé
- sel et poivre du moulin

Faire cuire l'œuf 10 minutes à l'eau bouillante, puis le plonger dans l'eau froide et laisser refroidir. Rincer la pomme de terre sans la peler, la mettre dans un plat en verre culinaire avec l'eau et une pincée de sel, couvrir hermétiquement et cuire 5 minutes au four à micro-ondes (800 W).

Rincer les tomates et les couper en petits dés, les mettre dans un minisaladier. Écaler l'œuf, couper le blanc en lanières. Récupérer le jaune et l'écraser dans un bol avec la moutarde et le petit-suisse tout en fouettant à l'aide d'une fourchette.

Peler la pomme de terre et la couper en dés, les ajouter dans le saladier avec les lanières de blanc d'œuf, le bâtonnet de surimi et les cornichons coupés en rondelles. Incorporer la mayonnaise au petit-suisse, parsemer d'estragon et mélanger délicatement. Rectifier l'assaisonnement en sel et poivrer. Filmer et réserver au frais 1 heure.

20. *J'AI FAIM QUAND IL FAIT FROID*

Parce qu'elle s'est offert une maison à la campagne, ma belle-mère a décidé de cuisiner en conséquence : bœuf bourguignon, veau à la normande... Seulement, comme le chauffage aux microgranules de bois, ça microréchauffe, je me maxigèle les fesses et je me ressers trois fois... Bref, je vais revenir avec un rhume et trois kilos de trop. Le bonheur.

On bouscule ses préjugés

La cuisine moderne privilégie les viandes grillées et la salade verte (ou le haricot). Celle-ci semble plus saine et plus légère. Mais certains plats d'autrefois ont été bannis de nos cuisines, car considérés comme trop lourds, alors qu'il n'en était rien. On a notamment montré du doigt les féculents comme les lentilles ou le riz, alors que ceux-ci permettent une bonne satiété. Les féculents sont indispensables au bon équilibre de notre assiette. En outre, lorsqu'il fait froid l'hiver, il est rare que nous ayons spontanément envie d'une salade composée, qui n'est pas forcément plus légère !

Comment se réchauffer en toute légèreté ?

En hiver, on a besoin de ressentir la chaleur des aliments qui ont été cuisinés. Faites mijoter ! Utilisez un plat en fonte de type Le Creuset® et faites cuire les légumes à feu doux ou au four ; ils seront plus fondants et plus réconfortants.

Comparons !

Une entrecôte avec une grande salade et sa sauce vinaigrette	= un petit salé aux lentilles
Une salade composée campagnarde avec une sauce vinaigrette	= le coq au vin accompagné de ses fagots de haricots verts préparé par belle-maman = un poulet rôti accompagné de ses carottes Vichy
Une part de blanquette de veau, si souvent décriée car « riche et onctueuse »	= deux nuggets de poulet du fast-food du coin

Or, lorsque vous avez fini de croquer dans vos deux nuggets, vous avez encore faim. Après la blanquette, c'est moins certain.

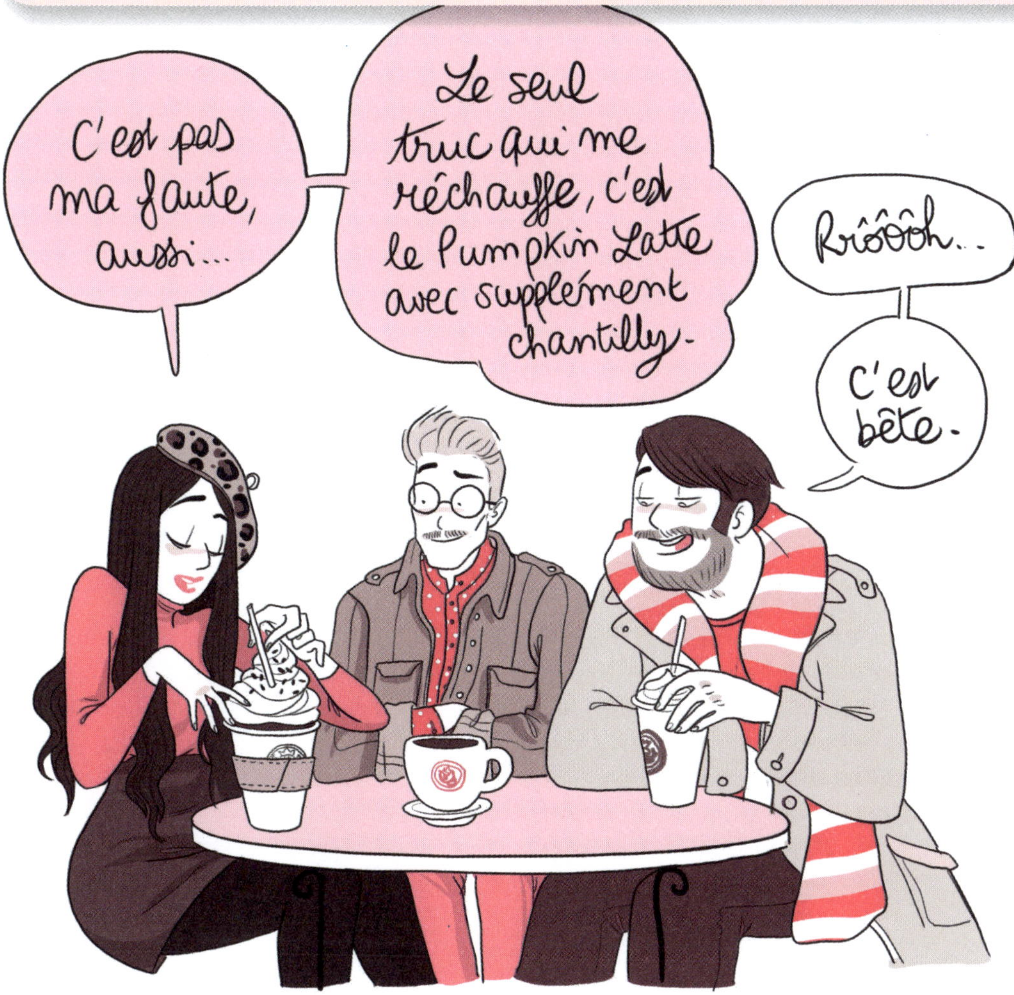
C'est pas ma faute, aussi...
Le seul truc qui me réchauffe, c'est le Pumpkin Latte avec supplément chantilly.
Rrôôôh...
C'est bête.

Exemple : les lentilles au four

C'est très simple : vous placez les lentilles telles quelles dans une terrine, vous ajoutez un oignon coupé en morceaux, des herbes de Provence, quelques dés de jambon et une cuillerée à café d'huile d'olive. Vous salez, vous poivrez, puis vous inondez votre plat avec de l'eau. Vous placez le tout dans le four, et lorsque l'eau a disparu, vos lentilles sont prêtes. Elles seront plus gourmandes qu'à la casserole. Accompagné d'une tranche de jambon et d'une salade verte, ce plat vous réchauffera et vous rassasiera.

Les plats cuisinés au four ne sont pas forcément plus riches

Par exemple, les endives gratinées accompagnées d'une tranche de jambon blanc sont moins riches qu'un steak grillé accompagné de légumes.

Bien entendu, la soupe de légumes a toute sa place en hiver pour vous réconforter et vous rassasier. N'hésitez pas à l'inviter le plus souvent possible à votre table : un bol de soupe, ce n'est pas plus riche que deux carrés de chocolat ! D'autre part, amorcer votre repas du soir par une soupe vous permet d'avoir beaucoup moins faim pour la suite du repas : vos portions pourront être moins importantes, et vous aurez pourtant mangé à votre faim.

Des épices !

! En hiver, pensez aussi à assaisonner vos plats avec des épices plus relevées, qui réchauffent les papilles : poivre, cumin, curry, baies rouges, cardamome…

On préfère les plats de campagne aux plats de montagne

Les plats mijotés de nos grands-mères ne sont donc pas forcément tous très riches. Contrairement aux spécialités montagnardes… Après l'effort et le froid, le réconfort…

Gardons à l'esprit qu'un morceau de fromage à raclette, c'est l'équivalent d'une portion de fromage que je m'offre en fin de repas, avec une tranche de pain complet. Sachant qu'on ne mange pas qu'un morceau de raclette lorsqu'on le fait fondre sur les pommes de terre et sachant qu'on ajoute de la charcuterie pour relever la saveur du cornichon, on obtient un plat ultrariche. Donc, si on n'a pas passé sa journée à dévaler les pistes, on garde un œil sur le compteur et on ne remplit pas son poellon sans compter…

Recette riche en épices qui réchauffent !

Bœuf bourguignon, pommes vapeur

Pour 4 personnes

• Préparation 20 mn

• Cuisson 30 mn

Ingrédients :

- 400 g de jarret de bœuf
- 1 carotte
- 1 oignon jaune
- 150 g de petits oignons grelots
- 1 gousse d'ail
- 1 tablette de bouillon de bœuf dégraissé
- 2 cc d'huile (tournesol ou arachide)
- 30 g de lardons
- 1 CS de farine
- 12,5 cl de vin rouge
- 1 petite boîte de champignons de Paris
- 1 bouquet garni (thym, laurier, persil)
- 4 pommes de terre de 100 g
- poivre

Couper la viande en gros cubes. Peler la carotte et l'oignon jaune, les tailler en mirepoix (petits dés). Peler les oignons grelots et la gousse d'ail. Diluer la tablette de bouillon dans 50 cl d'eau chaude.

Chauffer l'huile dans un autocuiseur, y faire revenir les lardons et les morceaux de viande 2 minutes, tout en remuant. Ajouter les dés de légumes et remuer 1 minute de plus. Saupoudrer de farine, mélanger 1 minute pour enrober les aliments, puis arroser de vin rouge et remuer 1 minute de plus. Verser le bouillon de bœuf peu à peu, ajouter les champignons égouttés, les oignons grelots, la gousse d'ail et le bouquet garni. Poivrer.
Fermer hermétiquement et laisser cuire à petit chuchotement pendant 20 minutes.

Peler et rincer les pommes de terre, les mettre dans le panier de l'autocuiseur et le placer dans l'autocuiseur. Fermer hermétiquement et laisser cuire 6 minutes à petit chuchotement. Servir le bourguignon dans un plat creux, ajouter les pommes de terre sur le dessus.

Vous pouvez parsemer de persil haché.

21. *J'AI ENVIE DE MANGER QUAND JE SUIS STRESSÉE*

Question stress, on en connaît un rayon : en fait, ce que nous regardons le plus au monde au cours de la journée, c'est l'heure, qui passe, qui tourne, et la liste des choses à faire qui s'allonge, s'allonge, jusqu'à nous étouffer. Et pour se détendre, que fait-on ? On mange !

Je mange mal parce que je n'ai pas le temps

S'asseoir ? Laisser mijoter ? Réchauffer ? Non, mais ça va pas la tête ! J'ai l'œil sur la montre et chaque minute passée à table est une minute perdue pour tout ce que j'ai à faire dans ma journée. Donc je ne m'assois pas, donc je grignote, donc j'ai faim, donc je regrignote, donc mon poids me stresse autant que le reste.

Règle n° 1 : posez-vous et prenez le temps de manger. Ce n'est pas du temps perdu, c'est du temps gagné sur votre stress.
Règle n° 2 : respirez et reconsidérez votre liste de choses à faire. Inutile de tenter de tout accomplir, personne ne peut parvenir à achever sa *to-do list*, puisque ces listes, ce sont les aléas de la vie qui les construisent, et la vie est sans cesse en mouvement. « À chaque jour suffit sa peine », disaient les Anciens…

Chaque matin, fixez-vous trois priorités

Pas plus. Prenez votre liste et choisissez seulement trois objectifs pour votre journée. Parmi eux, vous inscrirez : « faire des repas équilibrés et sereins, dans le calme ». Pour les deux autres, faites comme si vous n'aviez que trois heures devant vous pour tout réaliser. Votre choix est fait ? Bravo ! Ce soir, au lieu de vous reprocher de ne pas avoir accompli toute la liste de tâches, contemplez avec satisfaction votre œuvre de la journée : vous avez atteint vos trois objectifs.

Je mange parce que je me déteste
Avec votre petite voix intérieure, avouez que vous avez tendance à bien mal vous parler : vous passez votre journée à vous faire des reproches. Et si vous décidiez, à compter d'aujourd'hui, de vous adresser la parole avec gentillesse et bienveillance ? En apprenant à se chouchouter un tout petit peu, on a souvent plus envie d'offrir à son organisme malmené ce qu'il y a de meilleur pour lui : un bon repas équilibré et non... un paquet de chips.

Je mange pour me calmer les nerfs
Le stress est au départ une réaction mentale face à une « agression » extérieure : embouteillages, collègue exaspérant, ado capricieux ou baby-sitter en retard. Conséquence, vous perdez le sommeil et avez envie de manger pour calmer vos nerfs. Lorsque vous vous sentez envahie par cette sensation de faim, ne refoulez pas les sentiments que vous avez envie d'exprimer : si vous êtes seule en voiture, n'hésitez pas à crier, à chanter à tue-tête. Si quelqu'un vous agace, quittez la pièce. Prendre l'air et aller faire un tour permettent parfois de laisser retomber la pression.
Si ça ne suffit pas, au lieu de vous venger sur le frigo, pensez plutôt à en discuter ! Les autres peuvent comprendre votre stress dans la mesure où vous verbalisez ce qui ne va pas sans les agresser.

Astuce

! Une astuce simple consiste à commencer sa phrase par « je » au lieu de « tu » : « Je suis énervée parce que je pensais trouver la maison propre en rentrant » est totalement différent de : « Tu as encore tout laissé en bordel, j'en ai marre ! »

Je mange parce que je ne suis pas une *perfect girl*
Je n'ai pas terminé mon repassage, le linge s'empile, je n'ai pas commencé ma déclaration d'impôts et je ne suis même pas capable de perdre les 3 kg qui me restent à perdre.
On sort le fouet tout de suite ou on attend un peu ?
C'est vrai, vous n'êtes pas parfaite, et c'est comme ça qu'on vous aime. Lara Croft au quotidien, ça ne doit pas être la joie : elle ne transpire pas, elle ne pleure pas, elle ne rit pas, on ne connaît même pas la couleur de son pyjama !

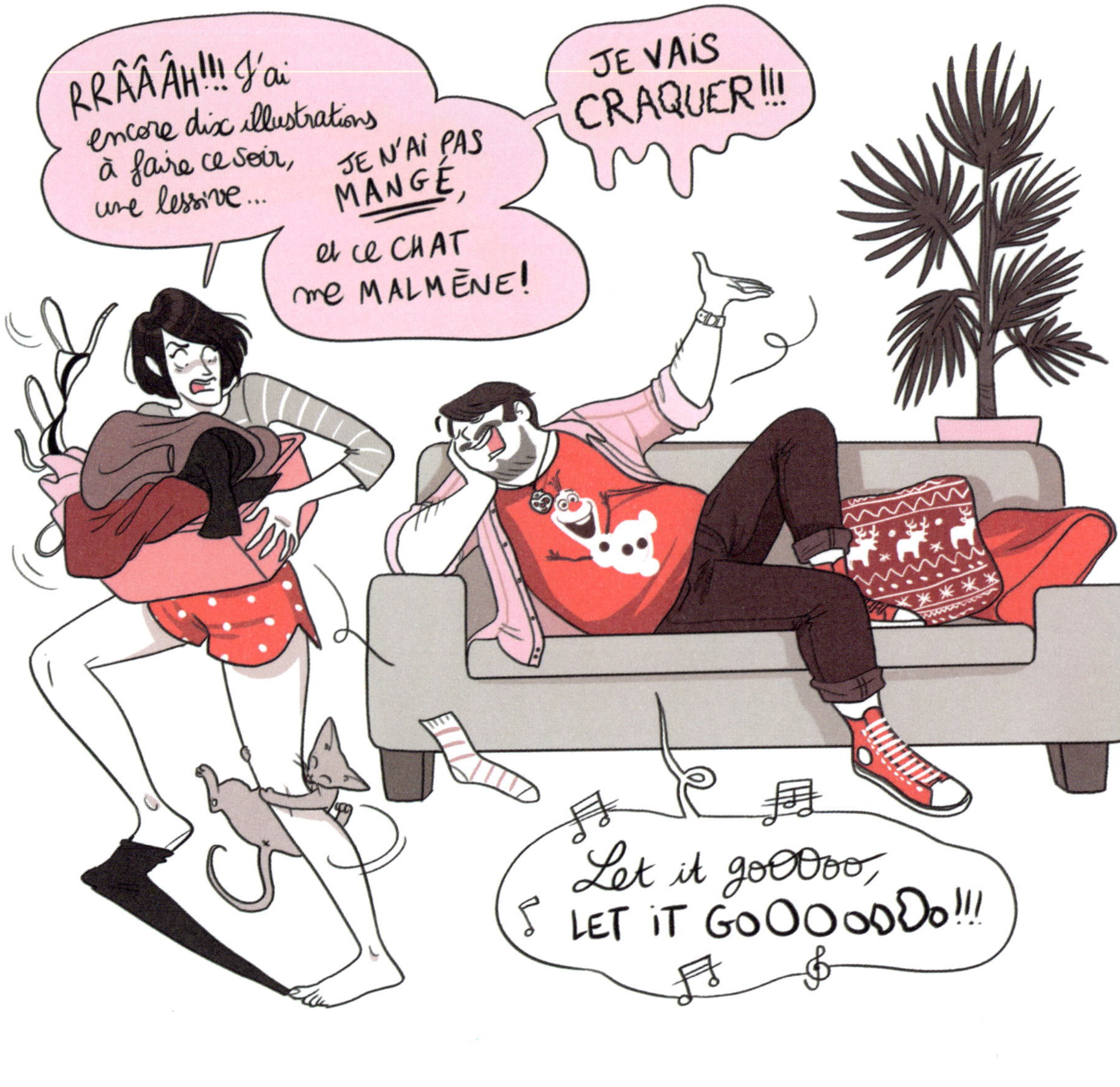
RRÂÂÂH!!! J'ai encore dix illustrations à faire ce soir, une lessive...
JE N'AI PAS MANGÉ, et ce CHAT me MALMÈNE!
JE VAIS CRAQUER!!!
Let it gooooo, LET IT GOOOOOOo!!!

Boisson apaisante et réconfortante

Cidre chaud à l'orange et aux épices

Pour 4 personnes

- **Préparation 15 mn**
- **Cuisson 10 mn**

Ingrédients :

- 3 oranges
- 75 cl de cidre brut
- 1 bâton de cannelle
- 2 clous de girofle
- 1 gousse de vanille
- 1/4 cc de quatre-épices
- 1 CS d'édulcorant

Laver les oranges. Presser le jus de deux d'entre elles. Zester la peau de la troisième, puis couper sa peau en rondelles.

Faire chauffer le cidre à feu doux avec la cannelle, les clous de girofle et la gousse de vanille ouverte en deux, puis grattée avec la pointe du couteau. Ajouter le quatre-épices, le zeste et le jus d'orange. Lorsque le cidre est chaud, éteindre le feu et laisser infuser 10 minutes.

Au bout de ce temps, porter à ébullition puis filtrer et ajouter l'édulcorant. Mélanger. Verser dans de grands verres ou dans des mazagrans. Décorer de tranches d'orange. Servir de suite.

Je respire avec mon ventre

! Une petite faim liée au stress ? Je prends le temps de faire une pause de quelques minutes et j'essaie de respirer différemment.

Inspirez en comptant jusqu'à 4, en prenant soin de gonfler votre abdomen. Puis expirez en comptant jusqu'à 8 en comprimant votre ventre de façon à bien vider l'air qui est entré dans les poumons.

Zénitude garantie et musculation du ventre en option, si vous pratiquez cet exercice régulièrement !

22. *J'AI FAIM QUAND JE SUIS CONTRARIÉE*

Vous connaissez le double effet kiss pas cool de nos petites contrariétés ? Mon N+1 a refusé que je prenne une journée de RTT, ça me saoule grave. Premier effet ? Je prends d'assaut la tablette de chocolat. Second effet ? Je me déteste... et je voudrais découper mes bourrelets aux ciseaux, puis la chemise trop-bleu-ciel-trop-bien-repassée-par-sa-petite-femme de mon N+1.

Pas de minceur sans plaisir

Notre époque semble avoir libéré la femme, et pourtant elle n'a jamais eu autant de contraintes : être au top au travail, être une mère de famille épanouie, réussir sa vie de couple... et bien sûr, être filiforme... La minceur semble être devenue un dogme de plus, c'est pourquoi on a tendance à suivre des régimes drastiques, déséquilibrés : des pâtes, non merci, la sauce, pas pour moi, et des patates encore moins.

En théorie, bien sûr, en supprimant tout on mincit. En théorie. Seulement voilà, dans la vraie vie, dès qu'une petite contrariété pointe son nez, on se lâche et on compense en mangeant à nouveau tout ce qui nous était interdit. Appelez ça « nourriture doudou » ou « bouchées affectives », comme vous voudrez. Ce qu'il faut retenir, c'est qu'en opprimant son corps, on en perd le plaisir de manger, et sans plaisir, il n'est pas possible d'envisager de mincir.

En revanche, lorsqu'on suit un programme alimentaire équilibré, l'organisme retrouve peu à peu des sensations naturelles et spontanées : la joie de bien se nourrir !

La nourriture doudou que je dois éradiquer

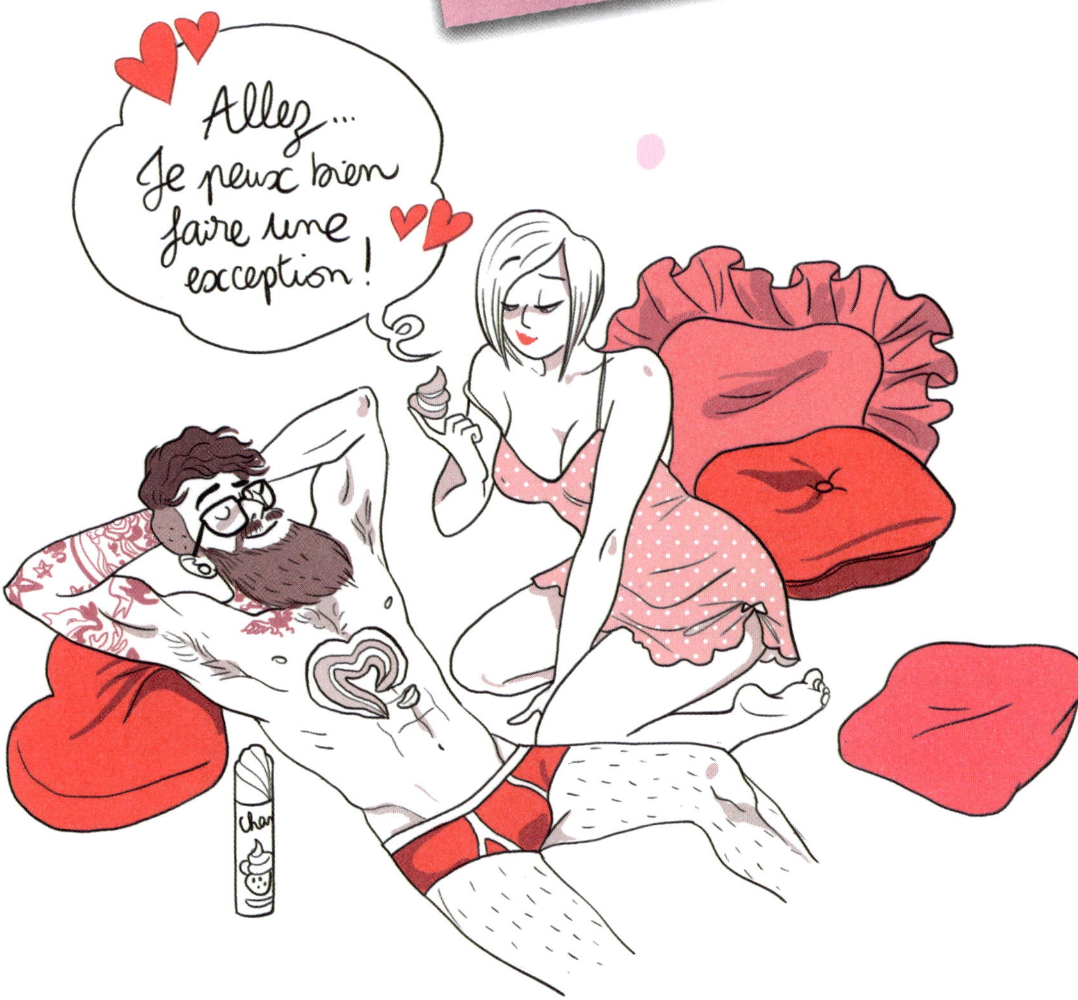

Super, mais quand je suis contrariée, je fais quoi ?
Je ne me dis pas « tout va bien » quand quelque chose me turlupine. Je fais une pause, j'appelle une amie pour en discuter, histoire de vider mon sac. Je peux aussi écrire ma rancœur, puis déchirer la feuille et la jeter. Je prends en tout cas le temps de « faire sortir » ma contrariété. Bien sûr, j'essaie de ne pas rester sur une note négative, et au lieu de sombrer dans la barquette de crème dessert au chocolat, je cherche à noter une ou plusieurs solutions pour résoudre mon problème. C'est un exercice un peu difficile, car lorsqu'on est contrariée, on voit tout en noir et on refuse de trouver une issue positive. Mais si l'on y parvient, cela permet souvent de relancer le dialogue avec les autres et d'aborder les choses de manière constructive.

Je pars à la recherche de ce qui me fait plaisir
Cette semaine, qu'est-ce qui vous a fait vraiment plaisir ? Au point où vous en êtes, vous ne savez d'ailleurs plus trop...
Pour retrouver ces sensations perdues, fermez les yeux et replongez-vous dans les bons moments de votre enfance, ces instants où vous jouiez tout un après-midi avec tant de joie que vous en oubliiez parfois d'aller goûter. Alors, quelles activités pourraient vous permettre de retrouver cette sensation ?

Je sors de la spirale infernale des régimes déséquilibrés !

1. Je suis un programme alimentaire équilibré.

2. Lorsque je suis contrariée, je cherche une activité de plaisir très personnelle, un instant rien que pour moi pour me réconforter.

3. Si je ressasse mes problèmes au point que j'ai envie de pousser la porte du réfrigérateur, j'essaie de pratiquer un petit exercice d'apaisement avant de m'offrir une délicieuse collation : dans un endroit calme, je note sur une feuille de papier une phrase qui résume ma contrariété, par exemple : « Mon N+1 ne pense qu'à lui, je le déteste. » Cette phrase, je vais la répéter « jusqu'à plus faim », jusqu'à ce qu'elle soit totalement dénuée de sens. Je la répète une cinquantaine de fois, à voix basse, pour vider les mots et ma rancœur.

4. Ensuite, je vais essayer de noter au moins une proposition de solution à mon problème. Par exemple, aller voir mon N+1 dès lundi et lui proposer de mettre en place un planning plus précis des RTT à un ou deux mois d'avance.

5. C'est fait ? Je peux à présent préparer ma collation. Je respire et je savoure les aliments que j'ai choisis.

Recette doudou pour calmer mon envie de sucré

Petits flans de semoule aux abricots

Pour 10 personnes

- **Préparation 15 mn**
- **Cuisson 15 mn**

Ingrédients :

- 25 cl de lait demi-écrémé
- 2 CS de sucre
- 1 CS d'eau de fleur d'oranger
- 40 g de semoule fine
- 2 œufs moyens
- 8 petits abricots

Préchauffer le four à 210 °C (th. 7).

Dans une casserole, porter le lait à ébullition. Ajouter le sucre et l'eau de fleur d'oranger. Verser la semoule en pluie et faire cuire 5 minutes à feu doux, tout en remuant avec une cuillère en bois. Retirer du feu.

Battre les œufs en omelette, les incorporer dans la semoule et mélanger. Rincer et dénoyauter les abricots, les couper en petits dés.

Prendre une plaque en silicone avec 10 mini-empreintes d'une contenance de 300 ml. La poser sur une grille. À l'aide d'une cuillère, remplir les empreintes à mi-hauteur et ajouter quelques dés d'abricots. Recouvrir du reste de pâte, jusqu'à 2 ou 3 mm du bord. Enfourner pour 15 minutes. Laisser tiédir un peu.

Retourner la plaque en silicone sur un plateau pour démouler les petits flans. Servir froid ou à température ambiante.

Vous pouvez remplacer les abricots par des mirabelles ou des cerises.

23. J'AI (ENCORE) FAIM QUAND CE QUE JE MANGE NE ME SATISFAIT PAS

S'il existait une méthode pour mincir en ne mangeant qu'au fast-food, ça se saurait...

J'ai faim parce que je n'aime pas les légumes
J'essaie de me forcer à les manger, mais vraiment, je ne trouve pas ça bon. Alors forcément, quand je sors de table avec un brocoli à l'eau dans le ventre, j'ai encore faim, et surtout, j'ai envie de manger quelque chose qui me fasse vraiment plaisir.

La solution ? Si je déteste les légumes, j'oublie les recettes et préparations qui proposent des légumes vapeur, des légumes à la croque ou de grandes assiettes de crudités : inutile d'essayer de vous forcer, vous y parviendrez pendant quelques jours, puis vous craquerez et vous rappellerez le livreur de pizza. Allez-y en douceur. L'astuce consiste à les cuisiner autrement.

! Astuces pour préparer les légumes

- Vous pouvez les préparer en purée. Il existe des purées surgelées « brutes », il vous suffira de les assaisonner si vous n'avez vraiment pas envie de préparer des légumes.
- Vous pouvez également les préparer en poêlée et, lorsqu'ils sont cuits, casser un œuf sur les légumes, ce qui atténuera considérablement le goût « verdure » des légumes verts...

J'ai faim parce que je n'aime pas les céréales complètes
Il paraît que c'est rassasiant, plein de fibres, et tout et tout. Mais je préfère un morceau de baguette chimique toute blanche immaculée et toute molle à un pain noir façon « Cosette n'avait que ça à manger avant que Jean Valjean vienne la sauver ».
On est souvent habitué aux saveurs que l'on avait l'habitude de manger lorsqu'on était enfant. Ainsi, si votre maman était très « plats tout prêts » et « pain de mie », il est normal que vous ayez du mal avec ces saveurs que vous ne connaissez pas. Mais vous n'êtes pas obligée de passer tout d'un coup du pain pour hamburger à la graine de quinoa crue… Un juste milieu fera tout à fait l'affaire !

La solution ? Essayez d'abord les céréales dites « semi-complètes » : le pain préparé avec une farine bise (type 80), le riz semi-complet, les pâtes semi-complètes.
Vous les trouverez sans doute moins râpeuses.
Et si vraiment vous ne trouvez pas ça bon, vous pouvez miser sur d'autres fibres rassasiantes : par exemple, mêlez quelques lentilles corail à la cuisson de votre riz blanc, agrémentez vos salades de graines de courge ou de lin.

Autre astuce

! Vous pouvez aussi découper les légumes en petits morceaux et les mêler à des pâtes ou des morceaux de viande. Là encore, il existe des préparations surgelées « pour potage » ou des juliennes de légumes qui vous éviteront la corvée de l'épluchage. Par ailleurs, ces préparations ne sont pas assaisonnées, vous pouvez alors les agrémenter à votre goût, et rien ne vous oblige à les faire en potage.

J'ai faim parce que je n'aime pas la viande

Les protéines, ça fait des jolis muscles. C'est ce qu'on nous dit sur le dépliant. Mais la viande, ça ne m'a jamais attirée. La bidoche sanguinolente, très peu pour moi. Beurk de chez beurk !

La solution ? Personne ne vous oblige à manger ce qui vous rebute ! Si la viande rouge vous fait horreur, suivez votre instinct et ne vous forcez pas. Il existe bien d'autres sources de protéines : la volaille, le poisson, les viandes blanches (le veau ou le porc), mais également les œufs, les produits laitiers… et les légumineuses.

Et ne vous culpabilisez pas si vous n'êtes pas une grande carnivore ! Un apport en protéines animales une fois par jour est suffisant pour couvrir nos besoins.

La cuisine « à la chinoise »

! Si l'ensemble des viandes n'est pas « votre tasse de thé », découpez votre portion en tout petits morceaux, de façon à composer un assaisonnement pour vos pâtes ou vos légumes.

Pensez aux épices !

! Les épices orientales (type curry, massala) permettent de relever la saveur de vos plats et d'apporter une touche exotique à un légume qui ne vous fait pas rêver. Par exemple, les carottes peuvent être délicieuses avec du curry et du cumin.

Légumes ultrasavoureux et fondants

Caviar de ratatouille

Pour 4 personnes

- **Préparation 15 mn**
- **Cuisson 30 mn**
- **Réfrigération 4 h**

Ingrédients :

- 300 g de tomates
- 100 g de courgette
- 100 g d'aubergine
- 100 g de poivron rouge
- 2 gousses d'ail
- 1 oignon blanc
- 4 cc d'huile d'olive
- 1 bouquet d'herbes de Provence
- 1 cc de vinaigre balsamique
- 1 CS de basilic ciselé
- sel et poivre

Ébouillanter les tomates, les peler et les couper en dés. Détailler la courgette et l'aubergine en cubes et le poivron en lanières. Peler les gousses d'ail et les écraser. Peler et émincer l'oignon.

Faire chauffer une cuillerée à café d'huile d'olive dans une sauteuse antiadhésive, y faire revenir l'ail et l'oignon sans laisser colorer, ajouter les légumes et cuire 10 minutes en mélangeant. Saler, poivrer, enfouir le bouquet d'herbes, couvrir et laisser mijoter 20 minutes à feu doux tout en remuant de temps en temps.

Laisser refroidir. Enlever le bouquet d'herbes et égoutter. Mixer. Ajouter 3 cuillerées à café d'huile d'olive, le vinaigre balsamique et le basilic. Réserver au réfrigérateur, dans une boîte hermétique, pour au moins 4 heures.

Gardez le jus de cuisson pour un potage glacé, il est riche en sels minéraux !

Astuce

Vous pouvez l'emporter en pique-nique et le déguster avec des tranches de pain aux céréales éventuellement tartinées de fromage fondu allégé au chèvre.

24. J'AI FAIM TANT QUE JE N'AI PAS LE VENTRE BIEN PLEIN

Ah ! Tic et Tac… Deux écureuils aux joues rebondies qui s'empiffrent joyeusement de noisettes et qui font la sieste, au pied d'un grand châtaignier, leur mignon petit ventre rebondi et bien rempli.

Certains jours, on rêverait de pouvoir faire comme eux : se garnir la panse de façon à ne plus jamais ressentir cette sensation de vide qui nous tiraille : nous aussi, on veut des noisettes plein les joues ! On veut croquer, on veut manger, on veut mastiquer ! Et si on pouvait aussi rentrer dans la garde-robe de Pippa Middleton, ça nous arrangerait quand même…

Je veux de la chaleur

Pour ressentir une satiété réconfortante, mieux vaut manger un bon repas chaud : en hiver, la soupe est bien entendu la meilleure façon de se réchauffer tout en se remplissant le ventre. Si vous avez bon appétit, ne la mixez pas complètement : elle peut avoir l'onctuosité d'un velouté, mais contenir quelques morceaux à mâcher. Si vous aimez, vous pouvez aussi faire comme les anciens et y faire tremper quelques croûtons de pain complet.

Volumineux, mais léger

- La salade
- Les haricots verts
- Le concombre
- Le fromage blanc à 0 %
- La soupe de légumes
- Les galettes de riz soufflé
- Les huîtres, les fruits de mer

Je veux de l'onctuosité
Afin de donner de l'onctuosité à vos plats chauds, pensez à ajouter une pointe de Maïzena® ou de crème de riz complet à vos préparations en cours de cuisson : par exemple, votre velouté de courgette n'en sera que plus doux et réconfortant. Vous pouvez faire de même avec un cacao amer préparé avec du lait écrémé. C'est d'ailleurs le secret de préparation des chocolats italiens servis dans les cafés. Ils ont l'air si onctueux qu'ils semblent noyés dans un nuage de crème, alors qu'un peu de Maïzena® a suffi à leur donner cette onctuosité.

Je veux du volume
Pour avoir une sensation de volume dans ce que l'on mange, il est important d'avoir quelque chose de consistant à mastiquer. On peut par exemple se sentir totalement frustrée avec une collation composée d'un yaourt et de deux biscuits : vite mangé, vite digéré... C'est aussi toute la différence qu'il y a entre une compote et une pomme : le fruit frais est bien plus long à mastiquer, il vous apporte donc une satisfaction supplémentaire et une sensation de volume, il y en a « plus » à manger.

Idées de collations rapides permettant de se sentir « bien remplie »

- Une pomme dégustée avec une tranche de pain complet (c'est ainsi que nos grands-mères mangeaient les fruits dans les campagnes : jamais sans une portion de pain).
- Une pomme au four assaisonnée d'un peu de cannelle : ce dessert léger est réconfortant en hiver.

Idées de repas rapides mais rassasiants

- Une tartine de légumes passée au four : vous déposez par exemple des aubergines déjà cuites (un reste trouvé dans le frigo) sur une tranche de pain, vous enfournez et vous croquez un quart d'heure plus tard.
- Une tartine de pain avec une ou deux sardines sans huile. Accompagnez-la d'une grande salade verte pour la couleur et le volume. Sensation de ventre plein garantie.

25. J'AI FAIM QUAND JE MANGE TROP VITE

En mode active woman, *on n'a pas le temps de mâcher, pas le temps de digérer, et même le jour où on a le temps, on ne sait plus comment faire. On est comme le maillot jaune du Tour de France qui se ravitaille sans s'arrêter de pédaler.*

Je mange, et j'aime ça
Lorsqu'on se sent en surpoids, on voudrait souvent faire croire à son entourage (et à nous-mêmes) que manger, dans le fond, on n'aime pas ça, d'ailleurs c'est simple, regardez, je ne mange pas. Je ne m'assois pas à table, je mange « juste un petit truc rapide comme ça, sur le pouce ». Et pourquoi devrait-on avoir honte de manger ? Se nourrir fait partie des plaisirs de la vie, que l'on ait des kilos à perdre ou pas ! Je mange et j'assume mon plaisir en prenant le temps de savourer chaque bouchée. C'est bon !

Je commence par le plus léger
Si j'ai tendance à manger vite lorsque j'ai très faim, je peux décider de commencer mon repas par ce qui est léger : une salade verte, une soupe. J'aurai peut-être tendance à me resservir, mais j'aurai en revanche moins faim lorsqu'arrivera sur la table le plat de résistance.

Je sers chaud (voire brûlant)
Si je mange froid, rien ne pourra me freiner. Si le plat principal est au contraire très chaud, je serai contrainte de faire une pause entre chaque bouchée.

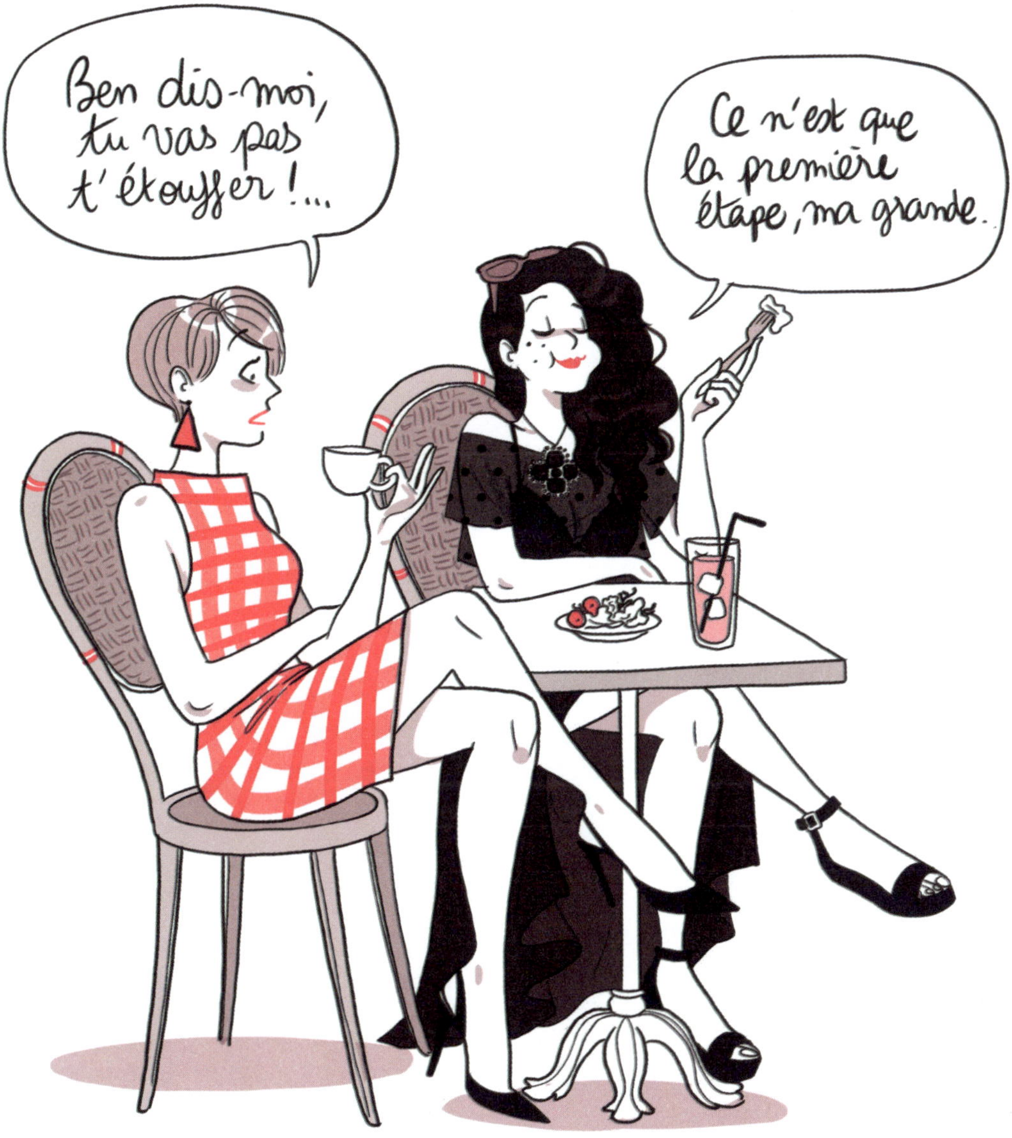
Ben dis-moi, tu vas pas t'étouffer !...
Ce n'est que la première étape, ma grande.

Le message de satiété

L'organisme envoie un message de satiété environ 20 minutes après le début du repas. Bien entendu, si j'ai avalé un sandwich en un quart d'heure, j'aurai encore faim et je ne pourrai pas distinguer le message « j'ai encore faim » d'un « j'ai mangé trop vite ». Il est donc important que mon repas dure au moins une demi-heure.

Je privilégie les recettes « qui se mâchent »
Il est bien difficile de ne pas prendre son temps lorsqu'on doit attaquer au couteau une grande tranche de bifteck. Le steak haché d'un hamburger de fast-food est au contraire très vite mangé, car il n'est pas vraiment nécessaire de le mâcher beaucoup. Du coup, vous avez encore faim lorsque vous avalez la dernière bouchée.

Je suis une fille bien élevée
Pippa Middleton n'a jamais de « boule sous sa joue » lorsqu'elle mange. Et elle ne postillonne pas de nourriture sur son beau-frère le prince... Alors, pour être une demoiselle « de la haute », on fait de toutes petites bouchées (comme avec les talons hauts, on fait de tout petits pas, on ne marche pas comme si on portait des rangers...).

Je suis une fille ultra-sociable
J'évite de manger toute seule. Parce qu'il n'y a rien de plus ennuyeux et que, par conséquent, je vais essayer de manger le plus vite possible. Si je suis en famille ou avec des amis, je prendrai mon temps pour parler, écouter, et je ralentirai ma façon de manger. Nadine de Rothschild vous rappelle à ce sujet qu'il est nécessaire de poser son couteau et sa fourchette quand on est dans une discussion : on ne parle pas la bouche pleine...

Je ne suis pas copine avec Jean-Pierre Pernault
Lorsque notre attention est fixée sur le petit écran, on ne se rend plus compte des quantités avalées et on n'est pas à l'écoute du message « j'ai plus faim » qui pourrait être envoyé par notre estomac. Donc, on éteint la télé. Et on allume des bougies !
Une étude récente a montré que les personnes qui dînent aux chandelles mangent beaucoup moins que celles qui mangent sous un éclairage électrique. C'est peut-être parce que les amoureux qui se font un repas éclairé à la bougie se mettent à avoir envie d'autre chose que d'un bon repas, mais ça, l'étude ne le dit pas... Jetons un voile pudique sur cette scène...

Ultralong à déguster !

Moules marinières

Pour 4 personnes

- **Préparation 4 mn**
- **Cuisson 20 mn**

Ingrédients :

- 1,2 kg de moules
- 2 échalotes
- 1/3 de branche de céleri
- 1 petit bouquet de persil
- 6 cl de vin blanc
- 2 cl d'huile
- poivre

Gratter les moules, les ébarber puis les nettoyer dans plusieurs bains d'eau.

Éplucher et émincer les échalotes et le céleri. Laver et hacher le persil.

Dans une grosse casserole, réunir le vin blanc, les échalotes, le céleri, la moitié du persil, puis ajouter les moules, verser l'huile et poivrer. Couvrir et faire cuire à feu vif pendant 5 à 6 minutes. Remuer régulièrement.

Les moules sont cuites dès qu'elles sont ouvertes. Retirer les moules avec une écumoire, les égoutter, puis faire réduire le jus de cuisson. Le verser sur les moules en veillant à ne pas verser le dépôt de sable. Saupoudrer avec le reste de persil et servir.

Mes trucs pour manger moins vite

....

....

....

....

....

26. *J'AI FAIM DE... FRITES !*

Je ne veux plus entendre parler de « poissons en papillote », de « haricots verts vapeur » ! J'ai faim de gras bien sucré ou bien salé. Ce que vous voulez pourvu que ça tienne au corps. Enfin, si ça pouvait ne pas se loger sur les cuisses, ça m'arrangerait quand même...

Je deviens une pro du gras masqué

L'astuce est simple : si je veux pouvoir m'offrir quelques frites ou un beignet de temps à autre, il est important que je traque le gras superflu caché dans mon alimentation quotidienne. À vos lunettes ! Lisez attentivement les listes d'ingrédients des produits que vous achetez régulièrement et vous allez avoir des surprises : la quantité de graisses dans un plat tout prêt ou dans un biscuit « allégé en sucres » peut être très importante. D'une façon générale, préférez les préparations maison, ainsi vous connaissez exactement la quantité d'huile ou de beurre que vous consommez.

J'assume

Une fois par semaine, je m'offre un croissant à la boulangerie. Ou une portion de frites parce que j'adore ça.
Mais je garde en tête que c'est aussi riche qu'une part de gigot de mouton ou qu'une entrecôte de bœuf !

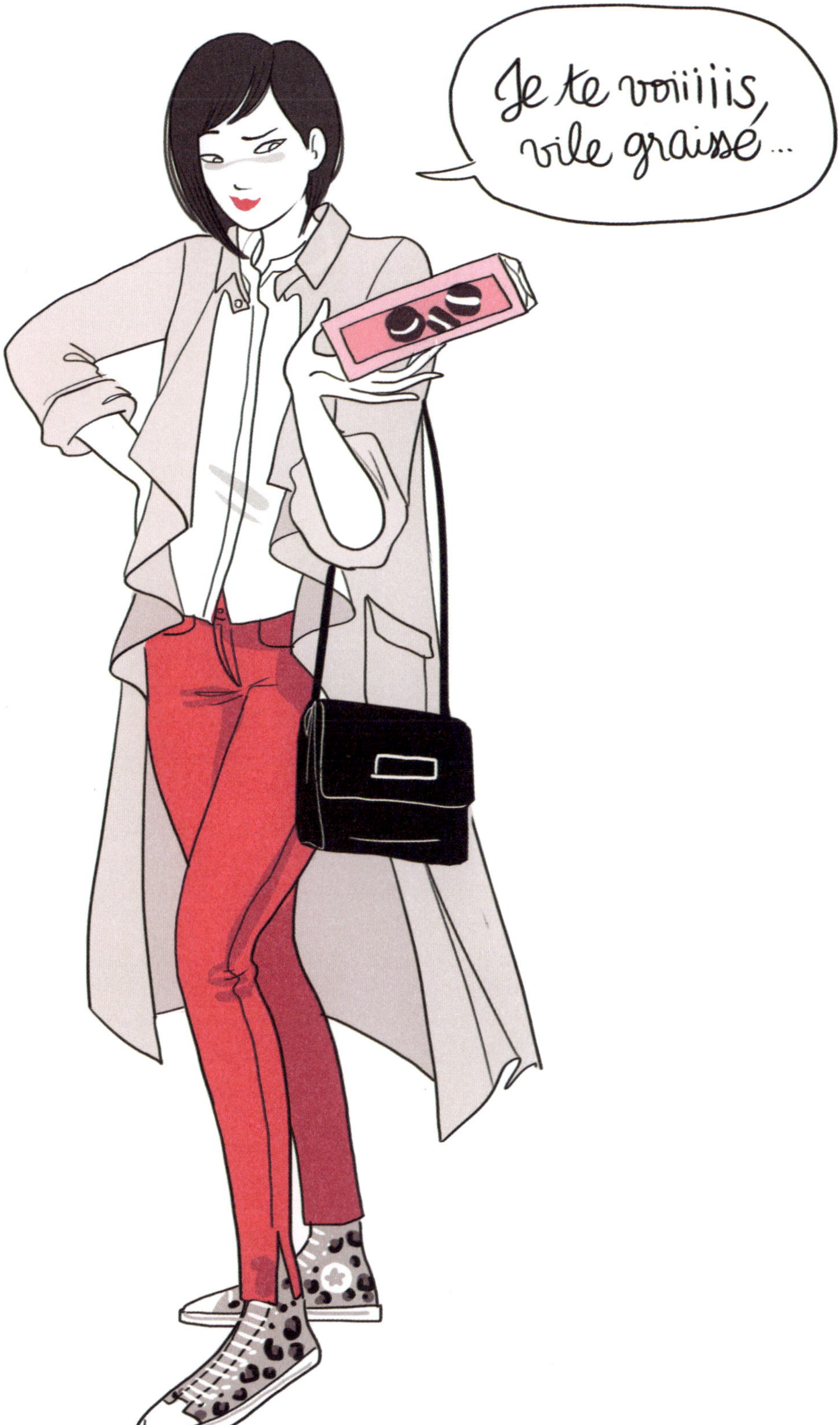
Je te voiiiiis, vile graissé...

J'apprends à distinguer les graisses

Certaines graisses sont très importantes au bon fonctionnement de nos cellules, et elles sont malheureusement peu présentes dans notre alimentation moderne : il s'agit notamment des graisses que l'on trouve dans les poissons gras et les huiles dites « vierges », c'est-à-dire de première pression à froid. Ces huiles (comme l'huile d'olive, l'huile vierge de noix, de noisette, de sésame) sont gorgées d'oméga-3/6/9 et riches en vitamines (A, D, E...). Elles contribuent au bon fonctionnement de notre organisme. Il est recommandé de ne pas les faire chauffer, afin de conserver tous leurs bienfaits, et de les ajouter à vos recettes en fin de cuisson.

Je graisse malin

- J'adopte les « vapos » à huile. Un vapo pour l'huile de noisette, un autre pour l'huile d'olive, selon mes goûts. Et au moment de servir, j'en vaporise un peu sur ma préparation : une tranche de cabillaud avec un filet d'huile de noisette, c'est extrêmement relevé en goût, mais c'est léger.
- J'investis dans une friteuse qui permet de faire des frites avec une seule cuillerée d'huile. Je peux aussi préparer des chips de légumes, c'est délicieux et c'est bien plus léger.
- Je tartine une noix de beurre pour en savourer le goût et j'évite d'utiliser le beurre en cuisine : cuit, le beurre devient nocif pour la santé, et il perd toute sa saveur.

Pas bon !

! Les huiles raffinées, hydrogénées, et les graisses cuites favorisent l'augmentation du mauvais cholestérol dans notre organisme. Ces huiles sont malheureusement présentes dans les fritures, les viennoiseries, les plats industriels. Il est recommandé d'en limiter la consommation.

On dirait qu'il y a beaucoup d'huile… alors que pas du tout

Nuggets de poulet

Pour 4 personnes

- **Préparation 10 mn**
- **Cuisson 7 mn**

Ingrédients :

- 400 g d'escalopes de poulet
- 2 petits œufs
- 60 g de chapelure
- 1 cc d'huile (vaporisée avec le spray)
- sel et poivre

Couper les escalopes de poulet en petits morceaux. Saler, poivrer.

Dans une assiette creuse, battre les œufs en omelette. Mettre la chapelure dans une autre assiette. Tremper les morceaux de poulet dans l'œuf battu puis dans la chapelure.

Faire chauffer une poêle antiadhésive, pulvériser quelques vaporisations d'huile avec le spray et faire cuire les nuggets en prenant soin de les retourner assez régulièrement. Compter 6 à 7 minutes de cuisson.

Vous pouvez les accompagner de feuilles de salade.

J'évite	Je préfère
• Les viennoiseries	• Une tranche de pain complet avec une noix de beurre.
• Les chips classiques	• Les chips de carotte ou de pomme, c'est trois fois moins riche.
• Les plats tout prêts	• En assaisonnant moi-même, je sais exactement la quantité de graisses utilisée.

27. J'AI FAIM QUAND JE M'ENNUIE

Vous avez le temps de vous ennuyer, vous ? Parce qu'entre le boulot, la maison et la famille, franchement, je n'ai pas une minute.

Oui, mais…
On peut très bien ne pas avoir une seconde à soi et s'ennuyer profondément. Et c'est quoi le rapport avec l'envie de manger ? Le lien n'est peut-être pas évident au premier abord, et pourtant, lorsqu'on voit se profiler à l'horizon une journée grise, terne et sans surprises, on a faim de douceur. Alors, entre le coup d'aspirateur et la paperasse à trier, on tourne autour des placards et… hop ! On grignote la tablette de chocolat… On n'a pas vraiment faim, mais nos papilles cherchent en réalité à tuer l'ennui.

Je m'impose un temps pour moi
Chaque jour, les contingences matérielles de la vie prennent un petit peu plus le dessus : lorsqu'on manque de temps, on croque dans ce qui n'est « pas vraiment utile » : on zappe le thé avec une amie, un bain chaud, on ne prend plus le temps de jouer avec ses enfants, on se couche un peu plus tard… Chaque jour, notre dose de plaisir quotidien diminue au profit des « choses à faire ».
Ces petits moments où le temps s'arrête ne semblent pas importants ; ils sont pourtant indispensables à notre équilibre. En effet, lorsqu'on se lève le matin et qu'on sait à l'avance qu'on n'aura pas une minute à soi, on pousse un soupir qui en dit long. L'ennui nous guette…
Ce temps, il est important de le reconquérir, et d'en discuter avec son entourage (conjoint, enfants ou parents âgés) pour leur faire comprendre qu'on a besoin d'appuyer sur la touche « off ».

Ensuite, si l'on parvient à se libérer un peu de temps, on peut se sentir totalement déboussolée : que faire de ce temps libre ? Laissez-vous le temps de vous réhabituer à cet espace de liberté ; les envies endormies devraient peu à peu renaître.
Grâce au temps que vous vous accorderez, vous allez avoir à nouveau faim de quelque chose, alors que celle qui nous pousse à ouvrir la porte du placard pour grignoter est souvent une faim liée à l'ennui.
Confucius écrivait : « On a deux vies, et la seconde commence lorsqu'on se rend compte qu'on n'en a qu'une... »

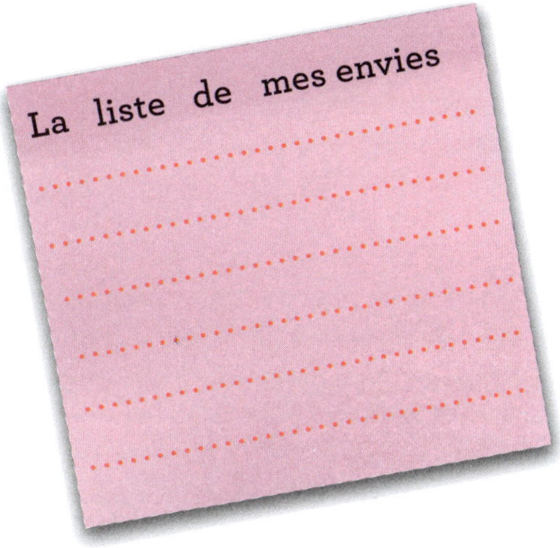

Je redécouvre ma créativité

Il existe de très nombreuses activités créatives auxquelles les adultes renoncent parce qu'ils se sentent jugés, et donc incapables. La danse, le chant, le graphisme, la sculpture... Et si nous essayions de reconsidérer l'une de ces activités en ne l'appréhendant qu'au travers du plaisir qu'elle nous procure ?
Si, alors, vous ne voyez pas le temps passer, c'est que vous êtes sur la bonne voie : votre créativité est en train de s'exprimer. Et avec elle, l'ennui s'éloigne un peu plus chaque jour, tout comme cette envie de manger qui vous taraudait dans les heures vides.

Je relooke ma cuisine

Cuisiner peut booster votre créativité. Aussi, dans un premier temps, réappropriez-vous l'espace, apprivoisez ce lieu et faites-en un endroit agréable où il fait bon vivre (et créer).

- Offrez-vous une vaisselle qui vous plaît.
- Mettez au rebut vos vieilles casseroles et offrez-vous une batterie poétique et pratique, qui vous fasse rêver avant même d'avoir commencé à cuisiner.
- Investissez dans de très bons couteaux et d'excellents épluche-légumes. Cela vous évitera de vous décourager.
- Et surtout, prenez votre temps : ne vous lancez pas dès le premier jour dans une recette digne d'un chef étoilé. Faites simple, mais faites-vous plaisir, depuis le marché où vous achèterez les ingrédients jusqu'aux fourneaux devant lesquels vous aurez plaisir à passer du temps.

En fait, je n'ai pas vraiment faim

- Il se peut que vous n'ayez pas vraiment faim parce que vous grignotez toute la journée. Vous ne ressentez donc presque jamais de faim réelle. Essayez de comprendre la raison de vos grignotages : ennui ? Contrariété ? Refus de manger de façon équilibrée parce que vous essayez de suivre un éternel régime ?

- Il se peut que les quantités que vous ingurgitez à chaque repas soient tellement importantes que votre organisme peine à les digérer. Lorsque le repas suivant arrive, vous n'avez pas réellement accordé de temps de repos à votre estomac.

- Suivez-vous un régime trop strict ou trop déséquilibré ? Par exemple, une alimentation exclusivement composée de protéines peut « couper l'appétit », parce que le système digestif a du mal à remplir son office. Votre corps vous transmet alors un message simple : j'ai faim d'autre chose, j'ai faim d'équilibre.
Mais là, à cet instant, je n'ai plus faim de viande. Stop, n'en jetez plus !

Et si je cuisinais ?

Terrine de légumes d'hiver

Pour 8 personnes

- **Préparation 40 mn**
- **Cuisson 55 mn**
- **Repos 24 h**

Ingrédients :

- 200 g de panais
- 250 g de carottes
- 150 g de poitrine fumée
- 150 g de blanc de poireau
- 1/2 chou vert
- 3 CS d'huile d'olive
- 6 CS d'échalote hachée
- 4 CS d'oignon haché
- 2 cc d'ail haché
- 12 cl de vin blanc
- 1 cc de muscade
- 80 g de chapelure
- 4 œufs moyens
- sel

Éplucher les panais et les carottes puis les tailler en petits dés ainsi que la poitrine fumée, réserver. Nettoyer le poireau, l'émincer et réserver. Retirer les premières feuilles du chou, garder les 8 à 10 suivantes, les blanchir puis les rafraîchir dans une eau glacée. Les égoutter, les essorer dans un torchon en prenant soin de les garder entières, retirer la nervure centrale sans découper la feuille en deux puis chemiser une terrine en les superposant légèrement et en les laissant dépasser.

Préchauffer le four à 200 °C (th. 6-7). Chauffer l'huile dans une casserole, ajouter échalote, oignon, ail et tous les légumes taillés, puis cuire 2 à 3 minutes tout en remuant, assaisonner légèrement puis verser le vin blanc et laisser 1 à 2 minutes supplémentaires, retirer du feu, ajouter la chapelure, la poitrine fumée, la muscade puis les œufs un à un. Rectifier l'assaisonnement puis mouler dans la terrine en tassant. Refermer avec les feuilles de chou puis couvrir d'un papier d'aluminium, mettre à cuire au bain-marie pendant 45-50 minutes en baissant le thermostat à 180 °C (th. 6). Sortir la terrine du four et la retirer du bain-marie (vérifier la cuisson). Laisser refroidir puis mettre sous presse toute une nuit. Avant de servir, démouler la terrine et couper des tranches de 1,5 cm.

28. *J'AI FAIM QUAND J'AI MANGÉ N'IMPORTE QUOI*

N'importe quoi, le mot est faible : ce fut la régression absolue...

Ce qui s'est vraiment passé

Tout est parti d'un déjeuner pas très *light* chez mes grands-parents. Entrée, plat, fromage, dessert, et en plus je me suis resservie deux fois de chaque plat. Dans la voiture pour rentrer, mon ventre touchait le volant de la Twingo, et je me détestais. Ensuite, je suis passée chez ma sœur dont le fils fêtait ses 4 ans... J'ai volé les fraises Tagada® d'une petite blonde, et j'ai même attaqué le collier de bonbons qu'une minibimbo m'avait placé autour du cou. Et de retour chez moi, j'avais faim comme jamais. J'avais envie d'attaquer le saucisson par la face nord, et je l'ai fait, de détruire l'arrondi du camembert, et je l'ai assassiné, et de finir le reste de charlotte aux fraises pour parachever le désastre.

Puisque c'est comme ça, je laisse tout tomber

Non ! Surtout pas ! Il est tout à fait normal de ressentir une envie de manger qui ressemble à de la faim lorsqu'on a passé la journée à se nourrir principalement de sucres et de graisses. Notre corps a en réalité envie d'équilibre, et il ne faut pas l'en priver. Reprenez simplement votre programme alimentaire dès le lendemain, sans vous « punir » parce que vous n'avez pas su rester dans le droit chemin.

Pour éviter de...

- **... avoir faim le soir :** j'oublie les goûters « tout sucre ».
- **... trop manger chez mamie :** je me sers de petites portions, et je choisis entre le fromage et le dessert.

Et le soir, je dîne léger mais équilibré, sans me reprocher ma gourmandise du déjeuner.

Puisque c'est comme ça, ce soir, c'est brocolis bouillis
Non ! Surtout pas ! Pourquoi vouloir poursuivre le déséquilibre ? Si votre corps a faim, il a faim d'équilibre : vous pouvez vous préparer un dîner léger, mais normal : une portion de légumes, un peu de féculents et une portion de protéines. Vous astreindre à une diète, quelle qu'elle soit, ne fera que renforcer le déséquilibre et votre sensation de faim. Vous craquerez à nouveau dans les jours qui suivent. Alors pas de monodiète du type légumes à l'eau ou viande à outrance. La demande de votre corps est bien plus simple : un peu de tout, en quantité modérée.

Puisque c'est comme ça, je vais aller courir une heure au lieu de manger, ça me fera les pieds
Non ! Surtout pas ! Vous aurez encore plus l'estomac dans les talons en rentrant. Ce n'est pas en courant une heure que vous allez éliminer les trois sachets de bonbons, la pièce montée de mamie et le demi-camembert. Vous avez faim tout de suite, parce que le sucre du goûter vous a creusé l'estomac sans vous nourrir. Alors vous pouvez aller courir si ça vous fait plaisir, si ça vous défoule, mais ne prévoyez pas cependant de courir tous les soirs de la semaine pour vous « punir » de tous ces écarts et rattraper la journée n'importe quoi. Alors on va courir comme d'habitude (bon, peut-être un peu plus si on sent vraiment que c'est nécessaire...), on dîne tranquillement comme d'habitude, et on reprend son programme alimentaire comme d'habitude.

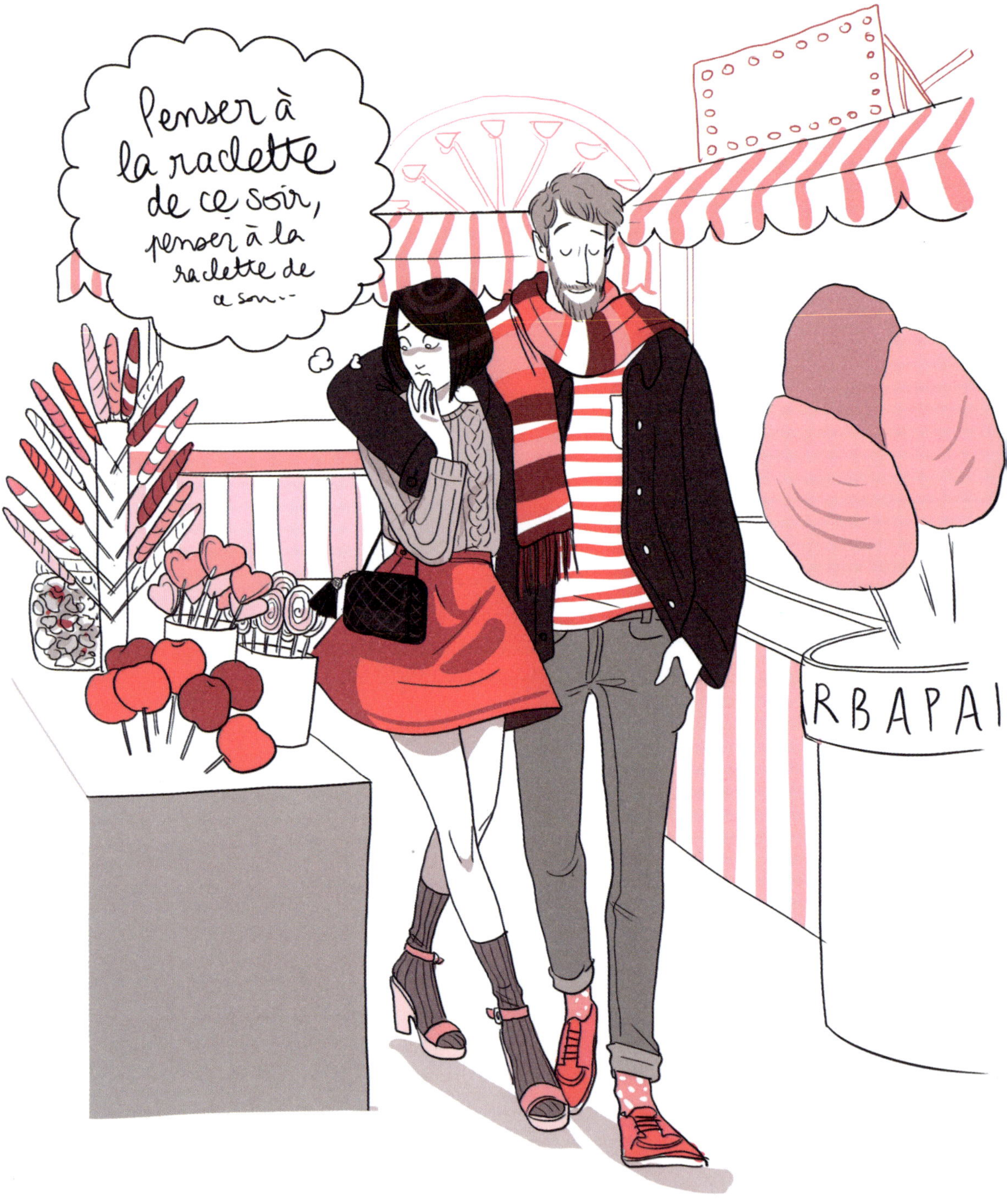
Penser à la raclette de ce soir, penser à la raclette de ce soir…

Recette rassasiante et rapide à préparer pour éviter de vider le frigo en rentrant chez moi

Filets de canard aux abricots

Pour 4 personnes

- **Préparation 10 mn**
- **Cuisson 10 mn**

Ingrédients :

- 350 g d'aiguillettes de canard
- 1/2 sachet de soupe à l'oignon déshydratée (20 g)
- 1 boîte d'abricots au sirop léger de 400 g (235 g égouttés)
- sel et poivre

Dans une poêle antiadhésive, faire revenir les aiguillettes de canard, saler et poivrer.

Lorsque les morceaux de volaille sont dorés, parsemer de poudre pour soupe à l'oignon, ajouter les abricots coupés en deux ou trois et leur jus. Laisser mijoter à feu doux quelques instants puis servir chaud.

Vous pouvez servir avec du riz ou du boulgour.
Et pour changer, vous pouvez préparer des aiguillettes de poulet aux pêches au sirop léger.

Je fuis les monodiètes

Tout viande, tout légume, tout ananas... Elles sont la meilleure façon de mal manger, d'avoir faim et de craquer sur n'importe quoi.

Index des recettes

Riz à l'espagnole 13

Salade au saumon et sa vinaigrette d'agrumes 17

Salade tiède de raie au cresson et radis 21

Soupe de courges bicolore 27

Navarin d'agneau 35

Gâteau de pain perdu 39

Biscuits aux amandes 43

Glace à l'italienne express 47

Filets de rouget à l'orange et aux anchois 51

Burger à l'indienne 55

Cookies au cœur fondant 59

Salade de thon grillé 63

Pop surprises 67

Hachis parmentier 71

Crêpes au yaourt 75

Gâteau au chocolat 79

Tarte au fromage 83

Courgettes farcies aux champignons 87

Salade piémontaise 91

Bœuf bourguignon, pommes vapeur 95

Cidre chaud à l'orange et aux épices 99

Petits flans de semoule aux abricots 103

Caviar de ratatouille 107

Moules marinières 113

Nuggets de poulet 117

Terrine de légumes d'hiver 121

Filets de canard aux abricots 125

Imprimé en Espagne par Macrolibros
Pour le compte des Éditions Marabout (Hachette Livre)
43, quai de Grenelle – 75905 Paris Cedex 15
Achevé d'imprimer en décembre 2014 – Dépôt légal : février 2015
Codif : 75 1120 9 – ISBN : 978-2-501-09879-3

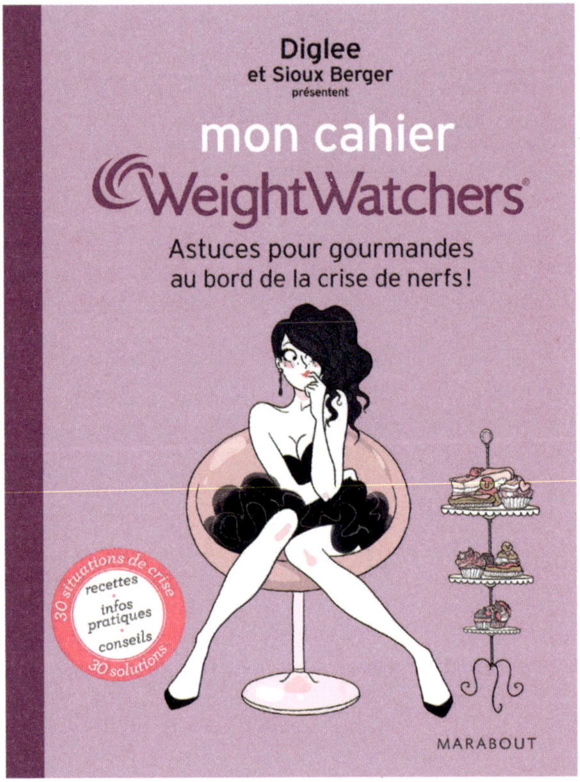
Diglee
et Sioux Berger
présentent
mon cahier
WeightWatchers
Astuces pour gourmandes
au bord de la crise de nerfs !
30 situations de crise
recettes
infos pratiques
conseils
30 solutions
MARABOUT

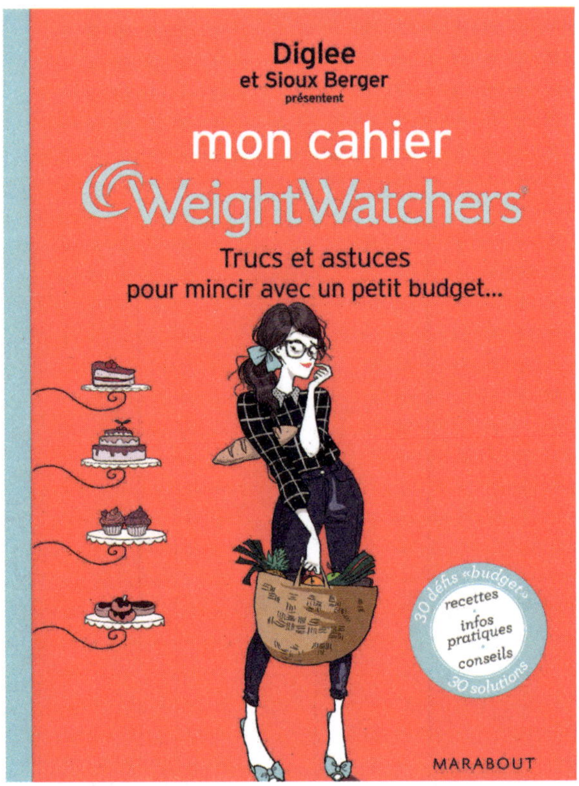
Diglee
et Sioux Berger
présentent
mon cahier
WeightWatchers
Trucs et astuces
pour mincir avec un petit budget...
30 défis «budget»
recettes
infos pratiques
conseils
30 solutions
MARABOUT